Naturheilkunde für schwangere Frauen und Säuglinge
Susun S. Weed

Susun S. Weed

Naturheilkunde für schwangere Frauen und Säuglinge

Ein Handbuch

Aus dem amerikanischen Englisch
von Bettina Becher

Vorwort und Bearbeitung für die
deutsche Ausgabe
von Rina Nissim

Orlanda Frauenverlag

Impressum

Das ganze Wissen dieses Weise-Frauen-Kräuterbuchs beruht auf den Erfahrungen und Nachforschungen der Autorin und anderer professioneller HeilerInnen. Es wird weitergegeben im Vertrauen darauf, daß du selbst voll und ganz die Verantwortung für deine Gesundheit und dein Wohlbefinden übernimmst. Dein Körper ist einzigartig, die Wirkung jedes pflanzlichen Heilmittels ist einzigartig, und Heilung ist von vielen verschiedenen Faktoren abhängig. Die Ergebnisse irgendeiner vorgeschlagenen Behandlung können nicht immer vorhergesagt und nie garantiert werden. Die Autorin und der Verlag sind nicht verantwortlich für irgendwelche nachteiligen Wirkungen oder Folgen von hier vorgestellten Mitteln, Rezepten oder Verfahren. Befrage deine innere Führung, sachkundige FreundInnen und erfahrene HeilerInnen zusätzlich zu den Vorschlägen dieses Buches.

CIP-Titelaufnahme der Deutschen Bibliothek
Weed, Susun S.:
Naturheilkunde für schwangere Frauen und Säuglinge: Ein Handbuch/Susun S. Weed. Aus d. amerikan. Engl. von Bettina Becher.
Vorw. u. Bearb. für d. dt. Ausg. von Rina Nissim. – Berlin :
Orlanda-Frauenverl., 1989
Einheitssacht.: Wise woman herbal childbearing year <dt.>
ISBN 3-922166-53-9

Originaltitel: *Wise Woman Herbal Childbearing Year*

Die Abbildungen auf den Seiten 19, 38, 74, 114, 138 sind entnommen aus: *Das große Kräuterheilbuch. Ratgeber für gesunde und kranke Tage* von Johann Künzle, Otto Walter AG, Olten, 1945
Die Abbildung auf Seite 96 ist entnommen aus: *Thytotherapeutische Welt* H. G. Menßen (Hg.), PMI Verlag Frankfurt, 1983

4. Auflage 1996, 16.–21. Tausend
Für die deutschsprachige Ausgabe:

ISBN 3-922166-53-9

Inhaltliche Bearbeitung: Rina Nissim, Genf
Lektorat: Claudia Koppert
Umschlag: Monika Volke
Satz: Limone, Berlin
Druck: Clausen & Bosse, Leck

Der Verlag dankt Hanne Beittel, Jutta Kubatz und Lissy Niemöller vom »Geburtshaus für eine selbstbestimmte Geburt e. V.« in Berlin und der Kontakt- und Beratungsstelle für Literaturangaben, Adressen sowie wertvolle Hinweise und Ausführungen für die deutsche Ausgabe des Buches.
Wir danken auch Christine Touré für ihr unermüdliches Engagement bei der Texterfassung.

Mögen die sechs Richtungen diesem Werk der Medizin Kraft geben. Möge es meinen Großmüttern, den Alten, angenehm sein. Und möge es allen Wesen nützen.
So sei es.

May the six directions empower this medicine work. May it be pleasing to my grandmothers, the ancient ones. And may it be of benefit to all beings.
So mote it be.

Inhaltsverzeichnis

Danksagung

Es ist eigentlich offensichtlich: Ein Buch verdankt seine Entstehung einer Reihe von Menschen, nicht einer, einem allein. Ich bat die Menschen, die mich beim Schreiben und Herstellen dieses Buches unterstützten, mir dabei zu helfen, es mit Liebe, Freude und guter Zusammenarbeit zu füllen. Das haben sie getan. Danken möchte ich ganz besonders

○ Clove für das Korrekturlesen und Bearbeiten der verschiedenen Fassungen und für seinen Rat und seine Unterstützung während des ganzen Prozesses.
○ Pauline Oliveros für die technische Unterstützung, die Möglichkeit, ihren Computer und ihr Kopiergerät zu benutzen.
○ Anne Frye, Valerie Hobbs, Jennifer Houson, Dev Kirn Khalsa und B.J. Miller für das Lesen und inhaltliche Korrigieren, dafür, daß sie ihre Weisheit und ihre Erfahrungen weitergaben und daß sie mich unterstützten und lehrten.
○ Janice Novet für ihre inspirierten Illustrationen und Janet Woodman für die Verwirklichung meiner Vision eines perfekten Buchumschlags.
○ Peter Blum für das endlose Setzen, Peggy Goddard für das perfekte Kleben, und Barry Koffler und Clove für die Erstellung des umfassenden Stichwortverzeichnisses.
○ Cynthia Werthamer für das erste Redigieren und ihre Ratschläge zum Aufbau des Buches.
○ Rina Nissim für die sorgfältige heilkundliche Bearbeitung der deutschsprachigen Ausgabe.
○ Bettina Becher für ihre sachverständige und sensible Arbeit an der Übersetzung.
○ Den Mitarbeiterinnen des Orlanda Frauenverlages für ihr großes Interesse daran, das Buch auch LeserInnen im deutschen Sprachraum zugänglich zu machen.
○ Und all den Hebammen, den Weisen Frauen, die zu ihrem eigenen Schutz ungenannt bleiben müssen, dafür, daß sie mich lehrten und daß sie darauf bestanden, daß dieses Buch geboren wurde.
Grüner Segen allen!

Vorwort

Was für ein Vergnügen, Euch Susun Weeds Heilkräutererfahrungen vorstellen zu dürfen! »Naturheilkunde für schwangere Frauen und Säuglinge« ist ein ganz praktisches Buch rund um die Erfahrung von Schwangerschaft und Geburt, das uns mit den Heilpflanzen, die Susun erfolgreich verwendet, und einfachen Zubereitungen aus diesen bekannt macht. Die Sichtweise, die Susun uns in diesem Buch anbietet, ist jedoch über Schwangerschaft und Stillzeit hinaus von Bedeutung und mehr als eine persönliche Einstellung. Sie ist die Stimme einer Tradition, die bei uns in Interesse von Herrschaft und Profit zum Schweigen gebracht wurde, durch die Hexenverfolgungen, durch die Religion, die moderne Medizin bis hin zu den pharmazeutischen Industrien, durch viele patriarchalische Institutionen, für die dieses Wissen, das von Mutter zu Tochter weitergegeben wurde, eine ständige Herausforderung war. Heute herrscht in bezug auf Gesundheit, Krankheit und den Heilungsprozeß offensichtlich der schulmedizinische wissenschaftliche Ansatz. Was jetzt als Alternative zu dieser Einstellung bekannt zu werden beginnt, der holistische Ansatz, beinhaltet die Verwendung von Pflanzen und Naturprodukten, beruht aber auch auf dem Streben nach Reinheit im Geist und im Körper. Wir werden entweder bestraft oder vom Helden, dem Heiler, gerettet werden ... was nicht gerade unsere Selbständigkeit fördert. Susun Weed spricht hingegen direkt unsere Herzen an, unsere Fähigkeit, für uns selbst zu sorgen, für uns selbst zu kämpfen, ohne das abzulehnen, was an den anderen Methoden sinnvoll ist. Darin liegt die Originalität ihres Buches.

Susun Weed lebt auf einem Hof auf dem Land in der Nähe von Woodstock, New York. Dort halten sich das ganze Jahr über Frauen auf, richten sich nach dem Rhythmus der Pflanzen, es finden verschiedene Seminare statt, und Lehrlinge bleiben für längere Zeit dort. Frauen, die dort Zeit verbringen, leben im Einklang mit Tieren wie Ziegen, Gänsen, Katzen, Fröschen und Schlangen, mit den Kräften der Pflanzen.

Das vorliegende erste Buch entstand auf dem Hintergrund 15jähriger Erfahrungen. Wir haben »Naturheilkunde für schwangere Frauen und Säuglinge« für sein Erscheinen auf dieser Seite des Atlantiks überarbeitet. Pflanzen, die in Europa nicht erhältlich sind, wurden durch verwandte europäische Heilpflanzen ersetzt. Einige behielten wir bei, um unseren Blick für Möglichkeiten zu erweitern, und wo immer ich durch meine eigenen Erfahrungen etwas beitragen konnte, habe ich das mit Freude getan.

Möge Euch schon dieses Geschenk Freude machen!

Rina Nissim, Genf 1989

Einleitung

Das Schwangerschaftsjahr umfaßt 13 Monate: die zwei Monate vor der Empfängnis, die neun Schwangerschaftsmonate und die zwei Monate nach der Geburt. Es ist eine Zeit, voll von schnellen körperlichen Veränderungen und heftigen Gefühlen, und eine Gelegenheit zu wachsen. In diesem Buch geht es um Heilkräuter für das Schwangerschaftsjahr, das jede Jahreszeit durchläuft.

Seit urdenklichen Zeiten haben Weise Frauen Heilpflanzen verwendet — sie gesammelt, gegessen, gehegt, geschätzt — und den Töchtern ihr Wissen über die Heilkräuter für das Schwangerschaftsjahr weitergegeben.

Während der Hexenverfolgungen in Europa vom 15. bis ins 18. Jahrhundert folterten und verbrannten Männer zu Millionen Weise Frauen, die mit Pflanzen heilten, die Hebammen und die Frauen, die die Zyklen des Lebens feierten. So unterbrachen sie den Fluß der Überlieferung von Mutter zu Tochter. In Amerika töteten ihre Söhne die Medizinfrauen und Curanderas, die Weisen Frauen der Neuen Welt, um dann die Existenz der Weisen Frauen in der Geschichte zu leugnen.

Ohne unsere Verbindung zueinander und zur Erde, ohne die Weisheit unserer Mütter, vergaßen wir unsere Macht. Als uns gesagt wurde, wir hätten keine Seelen und keinen Verstand und keine Schwestern, glaubten wir, das sei wahr. Als sie uns sagten, daß Gebären zu gefährlich und schwierig sei für Frauen, Hebammen und Heilpflanzen, glaubten wir, das sei wahr.

Aber die Weisen Frauen leben in unseren Träumen, unseren Visionen, unseren tiefsten Erinnerungen. Wir hören ihr Flüstern, und wir schenken ihm Gehör.

Die Medizin der Weisen Frauen arbeitet in Zyklen, mit dem Kreisen der Planeten und dem Pulsschlag des Lebens. Die Weisen Frauen sammeln jede Pflanze zu ihrer Zeit und verwenden sie, um die sechzig Millionen Zellen, die wir alle jede Sekunde neu erschaffen, zu ernähren und aufzubauen. Sie verstehen nach tausenden von Generationen, die sich von wildwachsender Nahrung ernährt haben, wie unsere Zellen eingestimmt sind, verstehen die besondere Verwandtschaft unserer Körper mit den vitalen Elementen, die in Heilpflanzen verdichtet sind.

Kräuterkundige Weise Frauen sehen die ganze Pflanze, die materiellen Kräfte und die subtilen Kräfte, und achten diese Ganzheit. Sie nutzen Farbe, Gestalt, Charakter und materielle Substanz einer Pflanze, sie verwenden sie als Ganzes. Sie teilen sie nicht auf und erkennen ihre Kraft nicht nur in den »wirksamen« Bestandteilen. Weise Frauen wissen, daß

jede von uns in sich ganz und einzigartig ist, mit einer individuellen, immer veränderlichen, symbiotischen Beziehung zu den Kräutern.
Die Medizin der Weisen Frauen ist bodenständig, geerdet, verwurzelt. Die Weise Frau akzeptiert sich selbst und ihre Veränderungen, ihre Stimmungen und ihre Blutungen. Sie kümmert sich um Geburt und Sterben ohne Entfremdung von sich selbst oder denjenigen, denen sie hilft. Sie ist offen für das Lied des Lebens, das sie umgibt, sie lauscht den Geheimnissen der Pflanzen. Feen erscheinen ihr, Devas segnen sie. Alles, was sie für Gesundheit und Wohlbefinden braucht, wächst in ihrer Reichweite. Sie bereitet die Nahrung, sie stellt die Heilmittel her. Sie ist erfüllt von Kreativität. Ihr Leben, ihre Kinder, ihre Kunst, ihre Art des Heilens werden von ihrem Verständnis von Farbe, Klang, Harmonie und Gleichgewicht geprägt. Sie ist weise in bezug auf das Herz, den Körper und den Geist.
Dieses Buch spricht zur Weisen Frau in dir — der schwangeren Frau — und zur Weisen Frau in deinen GefährtInnen, Geliebten, Hebammen, ÄrztInnen, LehrerInnen für Geburtsvorbereitung und FreundInnen. Es beruht auf der Überzeugung, daß du fähig bist, deinen eigenen Körper, dein Herz und deine Gedanken zu beobachten, auf die Botschaften, die du während des Schwangerschaftsjahres erhältst, zu hören, und in einer Umgebung von liebevoller Unterstützung und Hilfe für dich selbst zu sorgen.
Das Wissen, das ich hier mit dir teile, enthält die sorgfältigen Versuche und die Erfahrungen vieler Menschen, vor allem heilpflanzenkundiger. Es ist keine Zusammenstellung von Heilpflanzenrezepten, die, in der Hoffnung, daß sie wirken werden, anderen Büchern entnommen wurden, sondern eine Aufzeichnung von Heilkräuteranwendungen, die in vielen Situationen und mit einer Vielzahl von Personen erprobt wurden. Ich sehe diese Arbeit als einen Schritt in dem Prozeß, uns zu erinnern, daß wir selbst Weise Frauen sind. So verbinden wir uns mit den Weisen Frauen in China und anderen Gegenden, wo Pflanzenheilkunde eine ungebrochene Tradition ist, mit den Weisen Frauen in Pflanzen, mit der Weisen Frau, die die Erde hegt und pflegt.
Erinnerst du dich? Ist dies ein Bild von deiner Großmutter und ihrem Garten? Letztendlich sind wir alle Weise Frauen.

Zum Gebrauch dieses Buches

○ Beginne damit, das ganze Buch einmal kurz durchzulesen oder durchzublättern. Der Ablauf von Schwangerschaft und Geburt ist nicht ordentlich in Kapitel aufgeteilt. Heilmittel werden zu dem Zeitpunkt besprochen, an dem ein Problem auftaucht; es ist aber manchmal ratsam, sie einzusetzen, bevor das Problem akut wird. Zum Beispiel sind Mittel gegen Steißlage, die erst bei der Geburt zum Problem wird, sehr viel wirksamer, wenn du sie lange vor Beginn der Wehen anwendest.

○ Lies das sechste Kapitel »Herstellung von Pflanzenheilmitteln« besonders aufmerksam. Gute Ergebnisse und die Unschädlichkeit der Anwendung hängen davon ab, daß du die richtige Menge von Kräutern nimmst und sie richtig zubereitest. Gehe nicht davon aus, daß du schon weißt, wie die erwähnten Kräutermedizinen herzustellen sind, auch dann nicht, wenn du schon jahrelang mit Heilkräutern arbeitest. Zum Beispiel empfehle ich in diesem ganzen Buch Infuse, für die du 30 g getrocknete Kräuter mit 2 bis 4 Tassen Wasser ansetzt und bis zu acht Stunden ziehen läßt — ein Infus ist nicht eine Tasse Tee.

○ Dann schlag das Thema oder Problem nach, das dich besonders interessiert. Nimm zuerst ein mildes Mittel. Die Heilkunde der Weisen Frauen geht, außer in lebensbedrohlichen Situationen, so vor: 1. Tue nichts; der Körper heilt sich selbst. 2. Nimm ein homöopathisches Mittel (niedrige Potenzen) oder Bachblütenessenzen. Die Schwingungen einer Pflanze sind unschädlich, aber heilsam. 3. Verwende Heilkräuter und Nahrungsmittel, vor allem Wildgemüse, um den Körper oder ein bestimmtes Organ zu nähren und zu stärken. (In jeder Minute werden Billionen von Körperzellen durch neue ersetzt.) 4. Wende vorsichtig reinigende oder möglicherweise toxische Kräuter an. Die Wahrscheinlichkeit des Auftretens von Nebenwirkungen ist größer, wenn stark alkaloidhaltige Pflanzen verwendet werden. 5. Verwende konzentrierte, anderweitig bearbeitete oder synthetisch hergestellte Pflanzen-Medikamente. 6. Nach chirurgischen Eingriffen ist die Wahrscheinlichkeit von Infektionen größer. Ich habe die Erfahrung gemacht, daß pflanzliche Heilmittel chemische Medikamente nicht in ihrer Wirkung stören, sie aufheben oder potenzieren, solange du sie nicht zum gleichen Zeitpunkt nimmst. Zum Beispiel kannst du unbedenklich Blauer-Hahnenfuß-Tinktur oder Wehentinktur zur Stärkung der Wehen geben und dann nach zwanzig bis dreißig Minuten, wenn es nötig ist, Oxytocin verabreichen.

○ Nimm nährende Pflanzen zur Vorbeugung. Die Präventivmedizin ist eine der Grundlagen der Tradition der Weisen Frauen. Manche Mittel gegen nach der Geburt auftretende Probleme verhindern diese Probleme von vornherein, wenn sie während der Geburt genommen werden. Wenn sie während der Schwangerschaft genommen werden, verhindern Mittel gegen Neugeborenengelbsucht deren Auftreten usw.

○ Um sicherzugehen, sieh im Stichwortverzeichnis die lateinischen Namen der Pflanzen, die du benutzen willst, nach. Identifiziere alle Pflanzen, auch wenn du sie in einem Laden oder auf dem Versandweg kaufst, mit ihren lateinischen Namen. Die zweiteiligen lateinischen Namen bezeichnen eine ganz bestimmte Pflanze, während die gebräuchlichen Namen unterschiedlich sind und sich manchmal überschneiden.

○ Benutze das Stichwortverzeichnis, um dich eingehender über eine Pflanze, die du anwendest, zu informieren. Die Lehre der Weisen Frauen beruht auf Kreisläufen, deswegen habe ich das Wissen über jede Pflanze nicht an einer Stelle zusammengefaßt, sondern über das Buch verteilt. Wenn wir zusammen hinausgingen, träfen wir die gleiche Pflanze mehrmals an und würden jedesmal etwas neues und anderes lernen und das vorherige Wissen neu formulieren. So ist auch dieses Buch aufgebaut.

○ Schlage medizinische Fachausdrücke in den Worterklärungen am Ende des Buches nach.

○ Beachte die Literaturlisten und Adressen am Ende des Buches.

○ Meine Lieblingsmittel oder Kräuter, die von einer Vielzahl von Hebammen und Müttern erfolgreich benutzt werden, sind mit einem Stern versehen ☆

○ Schreibe deine eigenen Bemerkungen an den Rand.

○ Vertraue deinem eigenen Gespür für das, was für dich richtig ist. Benutze dieses Buch in Verbindung mit deiner eigenen, inneren Weisen Frau. Erfrage die Meinungen weiterer Personen. Du bist einzigartig. Respektiere deinen Körper, deine Intuitionen und deine Gefühle.

○ Freue dich daran!

Heilpflanzen gefahrlos verwenden

Nach einem viele Jahrzehnte lang dauernden Rückgang sind Pflanzenheilmittel in den letzten zwanzig Jahren wieder zunehmend leichter zu bekommen. Damit tauchen auch vermehrt Fragen bezüglich ihrer Unschädlichkeit auf. Es gibt viele Schreckensgeschichten über Karzinogene, die in Pflanzen gefunden wurden, über giftige Pflanzen, die fälschlich als Heilpflanzen verkauft werden und über allergische Reaktionen auf für ungefährlich gehaltene Heilkräuter. Wenn du anfängst, Heilkräuter für deine Gesundheit zu verwenden, wirst du dich vielleicht fragen, wie du sie gefahrlos benutzen kannst. Beachte folgende Punkte, wenn du Komplikationen und Risiken vermeiden und dir keine unnötigen Sorgen machen willst:

- Beginne damit, milde, nährende und tonisierende (stärkende) Kräuter zu benutzen; meide Pflanzen, die toxisch sein können.
- Verwende nicht mehrere Pflanzen gleichzeitig.
- Lerne immer etwas über nur eine Pflanze auf einmal von einer erfahrenen Lehrerin oder einem Lehrer.
- Spüre die Wunderarzneien vor deiner eigenen Haustür auf.
- Denke daran, daß unbearbeitete Pflanzen, im Gegensatz zu Extrakten in Arzneimitteln, selten schwere allergische Reaktionen auslösen oder stark schädigende Nebenwirkungen haben.
- Mache dir klar, daß Berichte über Pflanzen mit krebserregenden Eigenschaften irreführend sind. Sie beruhen meistens auf Untersuchungen, bei denen gereinigte Auszüge und nicht ganze Pflanzen verwendet wurden. Luzerne, Beinwell, Huflattich und Sassafras enthalten alle einen Bestandteil, der *karzinogen* oder *mutagen* wirken kann. Wenn die »aktiven« Bestandteile isoliert und »gereinigt« werden, können sie Zellen schädigen oder zur Mutation veranlassen. Es gibt aber keine Berichte über Fälle von Krebs bei den Tausenden von Menschen, die diese Pflanzen jahrhundertelang für ihr Wohlbefinden und ihre Gesundheit genutzt haben. Diese »aktiven« Bestandteile sind nämlich nur ein kleiner Bruchteil der Pflanzensubstanz, und die große Menge »passiver« Bestandteile wirkt als neutralisierender Puffer.
- Erwirb dir grundlegendes Vertrauen in die Heilwirkung von Kräutern, indem du zunächst Mittel für leichtere Beschwerden und zur ersten Hilfe benutzt, bevor du versuchst, sie bei ernsthaften gesundheitlichen Problemen anzuwenden.

- Erweitere dein Wissen über Heilpflanzen durch eigene Erfahrungen und Experimente und durch Lesen.
- Suche dir eine Gruppe von Leuten, die sich für »alternative« Medizin interessieren und sich gegenseitig unterstützen; frage sie um Rat, wenn du dich unsicher fühlst.
- Respektiere die Macht der Pflanzen! Diejenigen, die stark genug sind, um als Medizin zu wirken, beeinflussen den Körper und den Geist auf intensive Weise.
- Respektiere die Stärke der Pflanzen! Manche Pflanzen wirken so intensiv, daß du sie nur in winzigen Mengen verwenden darfst.
- Respektiere die Einzigartigkeit jeder Pflanze, jedes Menschen und jeder Situation.
- Entwickle ein Verständnis für die unterschiedlichen Wirkungen und Nebenwirkungen nährender, tonisierender, reinigender und potentiell toxischer Pflanzen.

Nährende Pflanzen sind die unschädlichsten; sie haben nur selten Nebenwirkungen. Sie können im allgemeinen in jeder beliebigen Menge und auch längerfristig genommen werden. Sie ernähren den Körper, indem sie Nährstoffe wie Vitamine, Mineralien, Eiweiße, Zucker und Stärke liefern. Sie verbessern bestehende körperliche Zustände, indem sie die Abwehrkräfte stärken und für größere Reserven sorgen. Zu den nährenden Kräutern, die in diesem Buch vorgestellt werden, gehören: Blaue Luzerne (Alfalfa), Gerste, Boretsch, Beinwell, Brennessel, Petersilie, Himberblätter und Rotklee.

Tonisierende Pflanzen wirken langsam und ihre Wirkung verstärkt sich mit der Dauer der Anwendung. Sie nützen am meisten, wenn sie kontinuierlich über Monate hinweg genommen werden. Sie haben selten Nebenwirkungen. Im allgemeinen unterstützen sie den Körper darin, seine Energien im Gleichgewicht zu halten und zuverlässiger und besser zu funktionieren. Einige der tonisierenden Kräuter sind bitter, das zeigt an, daß sie nur in kleinen Mengen genommen werden sollten. Andere schmecken mild und angenehm und können unbedenklich in größeren Mengen verwendet werden. Zu den tonisierenden Pflanzen, die in diesem Buch vorkommen, gehören: Benediktenkraut und Mariendistel, Große Klette, Löwenzahn, Kreuzkraut, Sarsaparilla und Ampfer.

Reinigende Pflanzen regen die Reinigungsmechanismen des Körpers und seine Abwehr gegen Krankheiten an. Sie haben antibiotische, antiseptische und antibakterielle Eigenschaften. Ihre Wirkungen sind oft sehr stark und die Wahrscheinlichkeit, daß Nebenwirkungen auftreten, ist höher. Sie werden gewöhnlich in kleinen Dosen und für kurze Zeit genommen. Sie können unter Umständen Teile des Körpers belasten, um andere Teile zu unterstützen, und ihre Wirkung kann für manche Menschen zu stark sein. Verwende sie vorsichtig! Zu den reinigenden Pflanzen, die in diesem Buch erwähnt werden, gehören: *Echinacea*, Holunderwurzel, Kanadische Gelbwurz, Rosmarin, Salbei, Bärentraube und Schafgarbe.

Potentiell toxische oder **»giftige« Pflanzen** sind die wirksamsten Heilmittel. Sie regen intensive Heilungsprozesse und Freisetzungsreaktionen im Körper an. Eine Überdosierung wird fast immer Nebenwirkungen auslösen. Sie werden über kurze Zeit oder in sehr kleinen Dosen genommen. Zu den potentiell toxischen Pflanzen in diesem Buch gehören: Poleiminze, Schwarze Schlangenwurzel, Blauer Hahnenfuß, Cayennepfeffer, Baumwolle, Süßholz, Lobelie und Rainfarn. Wenn du diese Pflanzen benutzt, erweitere deine Sachkenntnisse, indem du auch andere Informationsquellen hinzuziehst; so gewinnst du auch ein stärkeres Gefühl von Sicherheit. Wenn du auf bestimmte Nahrungsmittel oder Medikamente allergisch reagierst, ist es besonders wichtig, diese Kräuter weiter auf mögliche Nebenwirkungen hin zu überprüfen.

Die in diesem Kräuterhandbuch für das Schwangerschaftsjahr aufgeführten Pflanzen sind erhältlich und in der Anwendung unbedenklich. Mit erhältlich meine ich, daß du sie entweder wildwachsend in deiner Umgebung finden oder ohne weiteres in Bioläden, Reformhäusern, Apotheken oder im Versand kaufen kannst. Mit unbedenklich meine ich, daß sie keinen Schaden anrichten, weder jetzt noch später, wenn sie mit Respekt und Sachkenntnis angewandt werden.
Das wichtigste, was wir uns merken müssen, ist, daß der Körper sich selbst heilt. Diesen Heilungsprozeß können wir durch den weisen Gebrauch von Heilpflanzen fördern und unterstützen.

Rainfarn

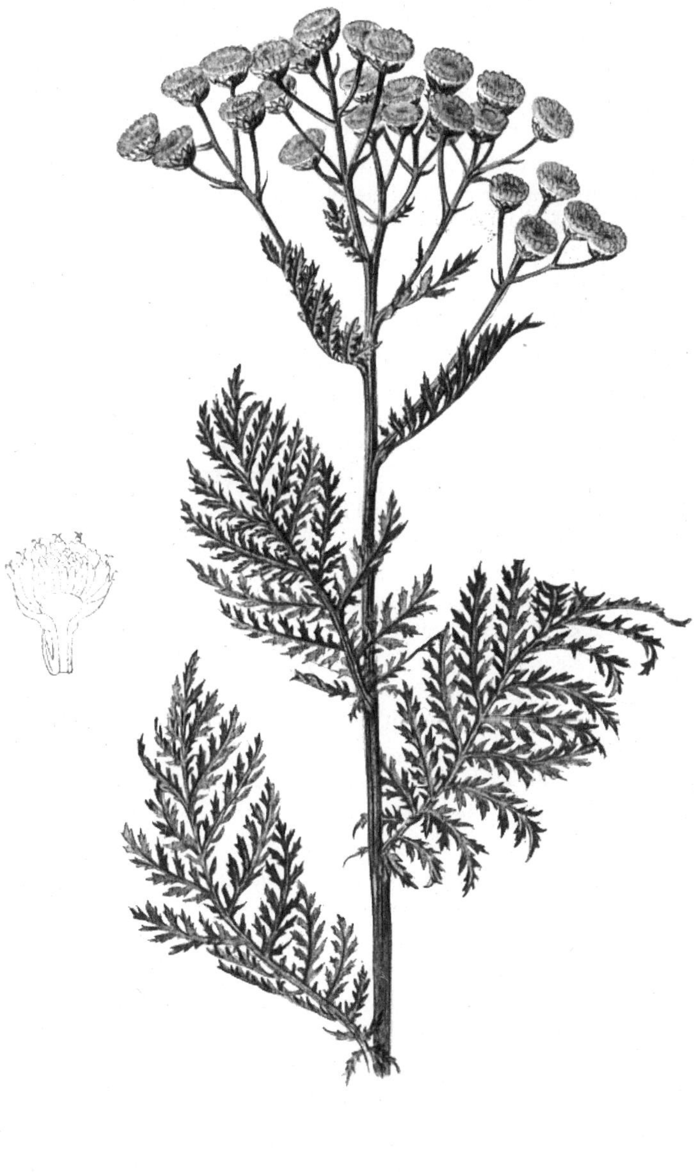

Vor der Schwangerschaft

Vor der Schwangerschaft ist Fruchtbarkeit. Wenn du schwanger werden möchtest, möchtest du fruchtbar sein. Wenn du nicht schwanger werden möchtest, empfindest du Fruchtbarkeit unter Umständen als ein Problem. Das Wissen um Pflanzen, die die Fruchtbarkeit beeinflussen, indem sie sie fördern oder hemmen, ist rar, und soweit Informationen erhältlich sind, sind diese oft gefährlich ungenau. In meiner gut ausgestatteten Bibliothek moderner Kräuterbücher findet sich sehr wenig Material über Fruchtbarkeitskontrolle durch Pflanzen. Die Weltgesundheitsorganisation (WHO) begann in den späten siebziger Jahren, eine Computerdatei über Pflanzen zur Empfängnissteuerung anzulegen, aber ihre Ergebnisse sind nicht allgemein zugänglich. In älteren Kräuterbüchern wie auch in anthropologischen Berichten über andere Völker werden solche Pflanzen erwähnt. Aber diese Quellen, und auch zeitgenössische Kräuterbücher, die ihre Inhalte wiedergeben, enthalten meistens nur sehr allgemeine Informationen. Sie geben fast nie genaue Dosierungen oder mögliche Nebenwirkungen an. Unsere Ahnen wußten, wie sie Pflanzen benutzen konnten, um Fruchtbarkeit zu fördern oder Schwangerschaft zu verhindern, aber viel von ihrer Weisheit ist verlorengegangen oder zerstört worden.

Wie kann diese Leere gefüllt werden? Ich teile euch meine eigenen Erfahrungen mit, die Rückmeldungen, die ich von meinen Schülerinnen bekommen habe, Erinnerungen der Weisen Frauen und Informationen, die ich aus einer großen Reihe veröffentlichter und unveröffentlichter Quellen zusammengetragen habe. Aus Hunderten von Pflanzen, die die Fruchtbarkeit beeinflussen sollen, habe ich Mittel herausgesucht, die sich als wirksam und ungefährlich erwiesen haben, wenn sie vorsichtig und mit Respekt angewandt werden. Obwohl sie nach meiner Erfahrung nicht schädlich sind, bitte ich dich, dich daran zu erinnern, daß Kräuter nicht immer vorhersagbare Wirkungen haben. Die gleiche Pflanze kann möglicherweise bei einer Frau die Fruchtbarkeit fördern und sie bei einer anderen hemmen. Unterschiedliche Zubereitungen können zeitweilige Schwangerschaftsverhütung oder dauerhafte Sterilität bewirken. Es kann auch sein, daß die wirksamen Pflanzeninhaltsstoffe nur zu bestimmten Jahreszeiten in der Pflanze vorkommen.

Wenn du schwanger werden oder Schwangerschaft verhindern möchtest, wende dich an die Pflanzen und die grünen *Devas*, die bereit sind, dir zu helfen.

Fruchtbarkeitsfördernde Mittel

Unfruchtbarkeit hat komplexe Ursachen, die von Frau zu Frau und von Paar zu Paar ganz verschieden sind. Trotz dieser Vielschichtigkeit habe ich festgestellt, daß es oft erstaunlich einfach ist, einer Frau mit der Unterstützung von Pflanzen zu einer Schwangerschaft zu verhelfen.

(Ursachen für Unfruchtbarkeit: 50 Prozent Schwäche/Unregelmäßigkeiten der männlichen Spermien, 35 Prozent blockierte Eileiter, 15 Prozent nicht bekannt)

Pflanzen zur Förderung der Fruchtbarkeit zeichnen sich durch folgende Fähigkeiten aus:
1. Sie ernähren und tonisieren (kräftigen) die Gebärmutter. 2. Sie nähren den ganzen Körper. 3. Sie beruhigen das Nervensystem. 4. Sie sorgen dafür, daß das Hormonsystem normal funktioniert. 5. Sie bringen das sexuelle Verlangen ins Gleichgewicht.

☆ Rotkleeblüten
Das nützlichste Einzelmittel zur Förderung der Fruchtbarkeit ist Rotklee (Wiesenklee, *Trifolium pratense*). Sein hoher Vitamingehalt ist vor allem für die Gebärmutter vorteilhaft; der hohe Eiweißgehalt ist gut für den ganzen Körper. Das im Überfluß vorhandene und äußerst gut zu verwertende Kalzium und Magnesium entspannen das Nervensystem und fördern die Fruchtbarkeit. Sein hoher Mineralstoffgehalt mit praktisch jedem Spurenelement, das die Drüsen benötigen, hilft die Hormonfunktionen wiederherzustellen und im Gleichgewicht zu halten. Außerdem wirkt Rotklee im Körper basenbildend und kann das Säure-/Basen-Gleichgewicht von Vagina und Gebärmutter so verschieben, daß eine Empfängnis begünstigt wird.
Rotklee wird in Fruchtbarkeitsmitteln oft mit Pfefferminze kombiniert, da Minzepflanzen sexuell stimulierend wirken, dabei unschädlich sind und angenehm schmecken. Mache ein Infus aus 30 g Rotkleeblüten und 1 Teelöffel Pfefferminzblättern (oder einer anderen Minzeart) in 1 l Wasser, und lasse es vier Stunden ziehen. Dieses Infus kannst du über den

Tag verteilt uneingeschränkt trinken, auch kontinuierlich über mehrere Monate. Luzerne (Alfalfa) gilt als möglicher Ersatz für Rotklee, aber ich finde sie nicht so wirksam.
(Rotklee gehört zur gleichen Pflanzenfamilie wie Erbsen und Bohnen. Du kannst ein paar frische Blüten in deinen Salat tun, oder eine Handvoll der getrockneten Blüten im Reis mitkochen.)

○ Brennesselblätter
Die gewöhnliche Brennessel *(Urtica dioica)* ist ein Gebärmuttertonikum und allgemein aufbauend. Sie hat die besondere Fähigkeit, die Nieren und Nebennieren zu stärken. Der hohe Mineralstoff- und Chlorophyllgehalt macht sie zu einer ausgezeichneten Nahrungspflanze und stärkt das Hormonsystem. Dank dieser Eigenschaften ist Brennessel nach Rotklee das zweite zu empfehlende Mittel zur Förderung der Fruchtbarkeit. Trinke wie beim Rotklee täglich 1 oder mehrere Tassen des Infuses über mehrere Monate.

○ Himbeerblätter
Alle *Rubus*-Arten, einschließlich der Himbeere *(Rubus idaeus)* liefern Blätter, die viel Kalzium und einen Stoff enthalten, der die Gebärmutter wirkungsvoll tonisiert. Ich betrachte Himbeerblätter als das drittbeste Mittel zur Förderung der Fruchtbarkeit. Sie wirken sowohl allein als auch in der Kombination mit Rotklee gut. Nimm für das Infus 15 g Rotklee und 15 g Himbeerblätter oder nur 30 g Himbeerblätter auf 1 l Wasser. Lasse es vier Stunden ziehen, und trinke davon einige Monate lang täglich 1 oder mehrere Tassen.

○ Kreuzkraut
Senecio jacobaea (Jakobskraut), *S. vulgaris*, *S. viscosus* und das nordamerikanische *S. aureus* gelten alle als kräftige Tonika für die Gebärmutter und das Hormonsystem. Indianische Frauen nannten es »Lebenswurzel« (Life root) und benutzten es vor, während und nach der Schwangerschaft. Am wirksamsten ist die Tinktur aus der frischen, blühenden Pflanze. Sie wird in jedem Zyklus ein bis zwei Wochen lang genommen, jeweils 5 Tropfen täglich. Von der Zyklusmitte bis zur Menstruation genommen, stellt Kreuzkraut das hormonelle Gleichgewicht wieder her und sorgt für einen regelmäßigeren Zyklus. Nimmt frau es den ganzen Monat hindurch, wirkt es stark fruchtbarkeitsfördernd. Bei manchen Frauen bewirkt es eine deutliche Steigerung der sexuellen Bedürfnisse.

○ Fruchtbarkeitstinktur, siehe Seite 164

○ Der Eisprung richtet sich nach dem Licht. Laß in der Mitte deines Zyklus drei Nächte lang ein Licht in deinem Schlafzimmer brennen, und achte darauf, daß in allen anderen Nächten das Zimmer vollkommen dunkel ist. Du wirst deinen Eisprung haben, wenn das Licht an ist. Wenn du schwanger werden möchtest, habe in den drei »hellen« Nächten Geschlechtsverkehr. Diese Methode, die sich Lunaception nennt, läßt sich gut mit den fruchtbarkeitsfördernden Kräutern verbinden.

○ Carlton Fredricks berichtet, daß Frauen, die Schwierigkeiten haben zu empfangen, einen niedrigen PAB-Spiegel (Para-Aminobenzoesäure) haben und daß es bei zusätzlichen PAB-Gaben häufiger zu einer Empfängnis kam. Er gibt aber nichts über die Dosierung an.

○ Kalzium und Magnesium sollen die beiden wichtigsten Mineralien sein, die die Fähigkeit, zu empfangen und eine Schwangerschaft aufrechtzuerhalten, beeinflussen. Siehe Anhang I für pflanzliche Lieferanten dieser Mineralstoffe.

○ Vitamin E beeinflußt nachweislich die Fruchtbarkeit. Es heißt, Vitamin E hätte eine »drastische« Wirkung auf das Fortpflanzungssystem von Frauen wie von Männern. Paare, die vorher Kinder mit angeborenen Schäden hatten, bekamen gesunde Kinder, wenn der männliche Partner vor der Befruchtung mehrere Monate lang täglich 500 bis 1500 IE Vitamin E nahm. Ich bevorzuge Weizenkeimöl als natürlichen Vitamin-E-Lieferanten; weitere Quellen dafür findest du im Anhang I.

Geburtenkontrolle mit Pflanzen

Pflanzliche Geburtenkontrolle ist am wirksamsten, wenn sie mit dem Wissen über fruchtbare Zeiten, periodischer Enthaltsamkeit, geistiger Kontrolle und spermienabschirmenden Mitteln kombiniert wird. Du kannst wählen zwischen Pflanzen, die zeitweilige oder dauerhafte Sterilität erzeugen, die Einnistung eines befruchteten Eis verhindern, eine verspätete Monatsblutung herbeiführen oder die Gebärmutter leeren, wenn du glaubst, daß du empfangen hast. Obwohl manche dieser Pflanzen potentiell gefährliche Nebenwirkungen haben, gelten sie im allgemeinen als unbedenklich. Bitte respektiere ihre Kräfte!

Sterilitätsfördernde Mittel

○ Steinsame

Lithospermum ruderale wurde von den Shoshone-Indianerinnen benutzt, um dauerhafte Sterilität zu erzeugen. Sie bereiteten aus der Wurzel mit kaltem (selten mit kochendem) Wasser ein Infus und tranken davon sechs Monate lang täglich 1 Tasse. Die Frauen der Dakota-Stämme tranken ein Infus oder atmeten den Rauch der brennenden Pflanze ein. Eine andere Steinsamenart, der Echte Steinsame *(Lithospermum officinale)*, ist ein altes Heilmittel bei Nierenversagen aufgrund von Verschlüssen durch Nierensteine.
(In unseren Breiten gibt es Lithospermum arvense und L. coeruleum. Ob sie eine vergleichbare Wirkung haben, ist mir nicht bekannt. [Anm. d. Ü.])

○ Disteln (Benediktenkraut, gemeine Kratzdistel, *Cirsium vulgare* und andere *Cirsium*-Arten)

Viele Distelarten scheinen befruchtungshemmend zu wirken. Die Quinault-Indianerinnen benutzten Disteln, um zeitweilige Sterilität zu erzeugen, indem sie ein Infus aus der ganzen Pflanze in kochendem Wasser herstellten, und diese starke, bittere Flüssigkeit tranken. Alle Distelarten sind übrigens eßbar, sowohl ihre Wurzeln als auch das Innere der Stengel, und ich habe viele Distelmahlzeiten zu mir genommen. (Artischocken sind übrigens noch geschlossene Distelblüten.)

Mittel zur Verhinderung der Implantation

Pflanzen, die die Einnistung eines befruchteten Eis verhindern, verändern das Endometrium so, daß ein Embryo darin nicht mehr heranwachsen kann — ein ungefährlicher und verhältnismäßig schmerzloser Vorgang. Sie werden vor oder nach dem befruchtenden Geschlechtsverkehr angewendet. Ein positives Ergebnis zeigt sich durch eine normale Blutung zur üblichen Zeit. Frauen, die diese Pflanzen benutzt haben, sagen, daß ihre Blutung dann etwas stärker war und mehr Blutgerinnsel als gewöhnlich enthielt, ein Zeichen dafür, daß eine Schwangerschaft bestanden hatte. Da es keine Untersuchungen über mögliche Nebenwirkungen bei längerem und regelmäßigem Gebrauch dieser Kräuter gibt, sollten sie nicht jeden Monat benutzt werden. Bei gelegentlicher Verwendung sind keine Nebenwirkungen bekannt.

○ Wilde Möhre

Täglich 1 Teelöffel der Samen der Wilden Möhre *(Daucus carota)* vom

Zeitpunkt des Eisprungs an oder direkt nach einem ungeschützten Geschlechtsverkehr während der fruchtbaren Zeit bis zu einer Woche lang soll eine Schwangerschaft verhindern. Frauen in Rajasthan, Indien, benutzen auch die Samen der kultivierten Mohrrübe genauso. Untersuchungen, die dort gemacht wurden, zeigten, daß bei Mäusen die Einnistung befruchteter Eier durch das Füttern dieser Samen verhindert wurde. Sie sind ölig und haben einen kräftigen, aber keinen bitteren oder unangenehmen Geschmack und sind in vielen Gegenden der Welt leicht zu finden. In allen Teilen Nordamerikas gibt es mehrere Arten der Wilden Möhre im Überfluß, auch auf Bürgersteigen, in Parks und auf freien Plätzen in der Stadt. Die Samen der Wilden Möhre sind im Handel nicht erhältlich; wenn du Samen der kultivierten Mohrrübe verwenden willst, mußt du dich vergewissern, daß sie nicht mit giftigen Substanzen behandelt wurden.

☆ Rutin

Rutin, ein Stoff, der in der Natur in Verbindung mit Vitamin C in den Blättern vieler Pflanzen vorkommt (vor allem in der Gartenraute, *Ruta graveolens*), kann eine Schwangerschaft verhindern. Trink mindestens 2 Tassen (0,5 l) des Infuses (oder nimm mindestens 500 mg reines Rutin in Tablettenform) täglich mehrere Tage lang rund um den Eisprung herum oder, wenn eine Befruchtung stattgefunden hat, von diesem Zeitpunkt an bis zum Beginn der Menstruation.

○ Wasserpfeffer

Polygonum hydropiper (oder *P. persicaria*, Pfirsichblättriger Knöterich) wächst als Unkraut überall auf der Erde und wird weltweit zur Fruchtbarkeitsregulierung benutzt. Er enthält Rutin, Quercetin und Gallensäure, die alle den normalen Schwangerschaftsverlauf stören. Rutin hemmt die Bildung von Hormonen, die die Keimzellenbildung anregen. Quercetin regt Gebärmutterkontraktionen an. Gallensäure gilt als Anti-Tumor-Wirkstoff; möglicherweise wird ein Embryo wie ein Tumor angesehen und sein normales Wachstum verhindert. Bereite ein Infus von 120 g der frischen oder 30 g der getrockneten Blätter mit 1 l kochendem Wasser, und trinke reichlich davon, bis die Menstruationsblutung einsetzt. Du kannst Wasserpfeffer benutzen, um die Einnistung eines Eis zu verhindern, wenn du während deiner fruchtbaren Tage Geschlechtsverkehr hattest, oder um eine ausgefallene Blutung herbeizuführen. Mit großer Wahrscheinlichkeit ist es gefährlich, ihn anzuwenden, wenn du nicht die Absicht hast, einen mechanischen Schwangerschaftsabbruch folgen zu lassen, falls es nicht wie gewünscht so zu einem Abgang kommt.

Menstruationsfördernde Mittel

Pflanzen, die die Menstruation herbeiführen oder fördern, heißen Emmenagoga. Es gibt mindestens fünfzig, die auf der ganzen Welt gebräuchlich sind. Wenn deine Periode ein oder zwei Tage überfällig ist, kann ein Emmenagogum sie herbeiführen. Wenn du vor der Menstruation den Verdacht hast, schwanger zu sein und willst es nicht, fang eine Woche vor dem normalen Beginn der Blutung damit an, ein menstruationsförderndes Mittel zu nehmen.

Einige gute Emmenagoga

○ Ingwerwurzel

Die Kulturpflanze Ingwer *(Zingiber officinale)* ist eines der stärksten und am schnellsten wirkenden Emmenagoga, die ich kenne, hat aber nicht die Fähigkeit, einen Abort auszulösen. Ich erinnere mich, wie eine Freundin ins Badezimmer sauste, nachdem sie ein jamaikanisches Ingwerbier getrunken hatte, und sagte: »Meine Blutung sollte doch eigentlich erst morgen kommen!« Die einfachste Art, Ingwer zuzubereiten, ist, 1 Teelöffel pulverisierten Ingwer in eine Tasse zu geben und mit kochendem Wasser zu übergießen. Trinke es, wenn es etwas abgekühlt ist. Du kannst auch ein Infus von 30 g der ganzen getrockneten oder der frischen, geriebenen Wurzel in 1/2 l Wasser anrichten. Trink von keiner dieser Zubereitungen mehr als 4 Tassen (1 l) am Tag. Wenn dir von Ingwer übel wird, ist das ein starker Hinweis darauf, daß du schwanger bist. Wenn deine Blutung nicht innerhalb von fünf Tagen einsetzt, höre mit der Einnahme von Ingwer auf.

○ Rainfarn

Tanacetum vulgare wächst wild oder als Gartenpflanze. Eine meiner Schülerinnen benutzt ihn schon seit Jahren zur Unterstützung ihrer regelmäßigen Verhütungsmethode. Wenn nötig, trinkt sie eine Woche lang ein Infus aus den Blüten und Blättern, bevor die Periode normalerweise einsetzt. Sie sagt, diese sei bisher nie verspätet gekommen. Andere Frauen berichten, daß sie das Rainfarn-Infus erfolgreich angewandt haben, als störende Nebenwirkung aber vorübergehend verhärtete Stellen in den Brüsten hatten. Es gibt auch Berichte, nach denen Rainfarn bei Frauen, die gewöhnlich eine starke Menstruation haben, Hämorrhagien (Blutungen) auslösen kann. Eine Hebamme berichtet, daß sie Rainfarn als Tinktur benutzt; sie gibt alle zwei Stunden 10 Tropfen in 1 Glas warmem Wasser, bis die Blutung einsetzt. Sie sagt, daß die Tinktur definitiv einen Abort auslöst, wenn die Menstruation mehrere Wochen überfällig ist.

○ Poleiminze/Frauenminze
Poleiminze *(Hedeoma pulegioides* oder *Mentha pulegium)* ist eines der wirksamsten aller Emmenagoga. Meine ersten Erfahrungen mit Polei als Abtreibungsmittel machte ich mit einer trächtigen Dänischen Dogge. Ihre Besitzerin ließ sie drei Tage lang fasten und gab ihr dann Hackfleisch, unter das sie getrocknete Poleiminze gemischt hatte. Die Hündin verlor am nächsten Morgen ein Junges — und trug die anderen acht normal aus! Die Welpen waren alle gesund. Ich schloß daraus, daß es ungefährlich sei, einen Abbruchversuch mit Poleiminze zu machen, auch wenn er nicht funktioniert. Eine Hebamme berichtet jedoch, daß mehrmals Frauen, die sie kennt, vergeblich versuchten, einen Abbruch mit Poleiminze durchzuführen und die Plazenta bei ihnen dann gefährlich tief ansetzte.
Poleiminze wird als Infus zubereitet und so heiß wie möglich getrunken, manche Frauen trinken es, während sie ein heißes Bad nehmen. Die Tinktur wird in Dosen von 20 Tropfen auf eine Tasse heißes Wasser genommen. Du solltest pro Tag von beiden Zubereitungen nicht mehr als 4 Tassen trinken und nicht mehr als fünf Tage lang. Das sollte genug sein, um die Menstruation auszulösen, ohne die Frau zu belasten.
Vorsicht: 15 g Poleiöl können tödlich sein. Verwende es nicht innerlich!

☆ Vitamin C
Ascorbinsäure ist das ungefährlichste und wie es heißt wirksamste Emmenagogum, das benutzt werden kann, wenn die erwartete Blutung ausgeblieben ist. Es gibt Frauen, die berichten, daß sie damit auch noch Erfolg hatten, wenn sie schon drei Wochen überfällig waren. Die Tagesdosis, die nötig ist, um einen Abbruch herbeizuführen, beträgt 6 g (6000 mg) Vitamin C. Nimm stündlich 500 mg, 12 Stunden am Tag und bis zu sechs Tage lang.
Vorsicht: Diese Dosis kann Durchfall verursachen.

Eine Liste von Emmenagoga

Nimm nicht mehr als die angegebene Menge; viele dieser Mittel können starke Nebenwirkungen auslösen. Die mit einem Stern (☆) versehenen Pflanzen wirken wie *Oxytocin*, sie lösen Gebärmutterkontraktionen aus. Verwende sie nur mit gezielter Aufmerksamkeit und erhöhter Sensibilität für die Reaktionen deines Körpers. Die halbfett gesetzten Pflanzen führen in 60 Prozent der Fälle eine verspätete Periode herbei, wenn sie nicht mehr als zehn Tage überfällig ist.

○ **Angelikawurzel:** Infus, Tinktur (dreimal täglich 10 Tropfen vier Tage lang)

○ Frische Melissenblätter: Tinktur, Bad
○ Dreiblatt (Amerikanische Waldlilie): Infus, Tinktur (25 Tropfen/ 1 Pipette voll alle vier Stunden über fünf Tage)
☆ Osterluzei, Wurzel oder ganzes blühendes Kraut: Infus
○ Schwarze Schlangenwurzel: Infus, Tinktur (20 Tropfen alle vier Stunden über fünf Tage) aus der Wurzel
☆ Blauer Hahnenfußwurzel: Infus, Tinktur (20 Tropfen alle vier Stunden über fünf Tage)
☆ Baumwollwurzelrinde: Infus
○ Eisenkraut: Tinktur (15 Tropfen alle sechs Stunden über fünf Tage)
☆ Mutterkornpilz: handelsübliche Extrakte
○ Ingwerwurzel: Infus, Tinktur
○ Kreuzkraut (blühendes Kraut): Tinktur (zweimal täglich 20 Tropfen fünf Tage lang) oder Infus (1/2 l täglich)
○ Liebstöckelwurzel: Infus
○ Herzgespann (Kraut): Infus
○ Beifuß (Kraut): Dekokt
○ **Frische Petersilienblätter:** als Saft, oder mehrere Stengel in die Vagina eingeführt (zweimal täglich wechseln, drei Tage lang)
○ **Poleiminze/Frauenminze** (Kraut): Infus, Tinktur, Öl (vor und während der ganzen Schwangerschaft unbedingt vermeiden! Das Öl, in die Haut eingerieben, kann Fehlgeburten verursachen.)
☆ Chinarinde: Infus, Tinktur (zweimal täglich 15 Tropfen, vier Tage lang)
○ Rosmarin (blühende Pflanze): Infus, Tinktur (zweimal täglich 20 Tropfen, fünf Tage lang)
○ **Rautenblätter:** Infus, Tinktur (10 Tropfen alle 6 Stunden, vier Tage lang)
○ **Safran** (Blütennarben): täglich 0,5 g vier Tage lang (10 g sind eine tödliche Dosis)
○ Kalmuswurzel: Infus, Bad, Tinktur (10 Tropfen alle 6 Stunden, 6 Tage lang)
○ **Rainfarn** (blühende Pflanze): Infus, Tinktur
○ Wald-Sauerklee: Infus, Tinktur (10 Tropfen alle 6 Stunden, vier Tage lang) aus dem frischen Kraut

Mittel zur Auslösung von Gebärmutterkontraktionen

Pflanzen, die starke Gebärmutterkontraktionen auslösen, können eine frühe Fehlgeburt oder einen Schwangerschaftsabbruch bewirken. Manche von ihnen sind giftig, wie zum Beispiel das Mutterkorn. Einige

Pflanzen, zum Beispiel bestimmte Algen, verursachen durch die Reizwirkung Gebärmutterkontraktionen (und möglicherweise lebensbedrohliche Infektionen), wenn sie in den Muttermund eingeführt werden. Andere enthalten Oxytocin, das im Körper die Bildung von Prostaglandinen fördert, und ein hoher Prostaglandinespiegel bewirkt wiederum Uteruskontraktionen. Einige wenige Kräuter wirken direkt auf die Gebärmuttermuskulatur. Wenn deine Periode nicht mehr als zehn Tage überfällig ist, kannst du wahrscheinlich mit einem dieser Mittel allein, oder in Verbindung mit einem starken Emmenagogum, einen Abort auslösen. Einige Frauen sagen, sie hätten den besten Erfolg nach vier Wochen erzielt. Abtreibung ist ein umstrittenes Thema, und ein Schwangerschaftsabbruch mit Pflanzen ist nicht einfach ein Mittel zur Lösung aller damit zusammenhängenden Probleme. Jeder Abbruch ist eine körperliche und psychische Belastung. Wenn du dich entscheidest, ein in dir wachsendes Leben nicht zu nähren, suche eine Frau auf, die in bezug auf Körper und Seele Weisheit besitzt und dir helfen kann.

○ Baumwollwurzelrinde

Es heißt, *Gossypium herbaceum* sei das unschädlichste und am sichersten wirkende Abtreibungsmittel. Ich versuche schon seit sechs Jahren, biologisch angebaute Baumwollwurzelrinde zu bekommen, bisher ohne Erfolg. Meine Informationen über ihre Wirksamkeit beruhen auf einer Untersuchung eines Frauen-Gesundheits-Kollektivs in New Mexico. Sie benutzten ein Infus, das in kleinen Mengen über den Tag verteilt so lange getrunken wurde, bis der Abort richtig im Gange war. Das ist bei den einheimischen amerikanischen Stämmen, die Baumwolle anbauen, anscheinend eine traditionelle Methode der Geburtenkontrolle. Genaue Informationen über die Dosierung und mögliche Nebenwirkungen müßten bei traditionellen Heilerinnen oder *Curanderas* zu bekommen sein.

○ Blauer Hahnenfuß

Caulophyllum thalictroides wird als Abtreibungsmittel gewöhnlich mit Poleiminze (Frauenminze) kombiniert. Es gibt verschiedene Möglichkeiten, diese Mischung zuzubereiten und einzunehmen. Sowohl Blauer Hahnenfuß als auch Poleiminze sind im Übermaß genommen toxisch und können leicht die Leber und die Nieren überbeanspruchen. Viele Frauen berichten von Kopfschmerzen und extremer Übelkeit, während sie diese Pflanzen benutzten: »Ich wußte, ich würde einen Abort haben, wenn ich nur noch eine weitere Tasse von dem Infus trinken könnte, aber ich übergab mich jedesmal, wenn ich es versuchte!«

Vorsicht: Benutze Blauen Hahnenfuß nicht, wenn du niedrigen Blutdruck hast!

○ Rezeptmischungen für Emmenagoga — siehe Anhang II

Teratogene und andere schädliche Stoffe

Stoffe, die beim ungeborenen Kind Schäden verursachen, werden Teratogene genannt. Die Empfindlichkeit gegenüber diesen Teratogenen ist bei dir und bei deinem Kind am größten während der ersten fünf Monate des Schwangerschaftsjahres (d.h. zwei Monate vor der Empfängnis und die ersten drei Schwangerschaftsmonate). Wenn du diesen Stoffen ausgesetzt bist, stören sie den rhythmischen Fortpflanzungstanz deiner Gene, Chromosomen und Zellen. Zu den möglichen Folgen gehören Unfruchtbarkeit, Fehlgeburten, niedriges Geburtsgewicht und ein weites Spektrum geistiger Störungen und körperlicher Mißbildungen beim Kind. Diese Liste ausgewählter Stoffe, die schädigend wirken (können), wurde von Jutta Kubatz, Mitarbeiterin des Geburtshauses für eine selbstbestimmte Geburt e.V. in Berlin, erstellt. Für weitergehende Informationen siehe die Literaturliste am Ende des Buches. Zu empfehlen ist, sich an fachkundige Frauen (z.B. Frauengesundheitszentren, Heilpraktikerinnen etc.) zu wenden.

Die Anzahl der Schadstoffe in der Umwelt (Luft, Erde, Wasser, Kosmetika, Lebensmittel, Muttermilch u.v.a.) hat in den letzten Jahren drastisch zugenommen. Hinzu kommen die häufig bedenkenlos verordneten Medikamente, deren schädigende Wirkung oft erst Jahre später entdeckt wird (siehe Contergan). Aber noch immer werden sogar während der Schwangerschaft und Stillzeit routinemäßig ein oder mehrere Medikamente verordnet.

Hinzu kommen die schädigenden Einflüsse physikalischer Natur, zum Beispiel Röntgenstrahlen. Röntgenuntersuchungen in der Schwangerschaft galten lange Zeit als unbedenklich. Erst nach Jahren fand man heraus, daß sie das Krebsrisiko der Kinder erhöhen, deren Mütter in der Schwangerschaft geröntgt wurden. Heute nimmt die Zahl der Ultraschalluntersuchungen in der Schwangerschaft immer mehr zu. Die Schulmedizin stuft sie noch als harmlos ein. Untersuchungen über die Langzeitfolgen fehlen bisher. Ähnlich verhält es sich mit Schädigungen durch die Arbeit an Bildschirmgeräten.

Bis zur Geburt durchlebt der Embryo/Fetus verschiedene Entwicklungsphasen. Die sogenannte sensible Phase ist die Zeit von der dritten bis zur sechsten Woche (nach der Befruchtung). In dieser Zeit entstehen die Anlagen der Organe. Der Embryo reagiert auf schädigende Einflüsse mit Tod oder Mißbildungen. In der Fetalzeit (spätestens ab Ende des dritten Monats) sind die Organe angelegt und übernehmen langsam ihre Funktion. Schädigende Einflüsse in dieser Zeit zeigen sich später — also nach der Geburt — als Entwicklungsrückstand oder Funktionsstörungen. In letzter Zeit müssen auch die krebserzeugenden Stoffe hinzugerechnet werden, wie z.B. das Hormon DES (Diäthylstilbestrol). Bei Töchtern der mit DES behandelten Mütter beobachtete man erst nach Jahren Krebs in der Vagina.
Entscheidend für den Schweregrad der Schädigung kann auch die Menge (Dosis) des Stoffes sein. Beispiele sind Medikamentenmißbrauch, Drogenmißbrauch, Alkoholismus.
Obwohl bisher noch nicht genügend erforscht, müssen auch die schädigenden Einflüsse auf die Erbanlagen von Frau und Mann Berücksichtigung finden. So vermutet man bereits, daß das Rauchen genetische Veränderungen hervorrufen kann (zum Beispiel Fruchtbarkeitsstörungen beim Mann).

Alkohol, Rauchen, Rauschgifte

Alkohol — bereits geringe Mengen können Wachstumsverzögerungen im Mutterleib auslösen (das betrifft auch das tägliche Gläschen Klosterfrau Melissengeist). Bewiesen sind die Mißbildungen bei Alkoholismus.

Rauchen — durch die Verengung der Blutgefäße steigert sich der Blutdruck und der Pulsschlag (bei Mutter und Kind); der Sauerstoffgehalt des Blutes wird vermindert. Das kann zu Fehl- und Frühgeburten führen, Untergewicht kann auch die Folge sein.

Rauschgifte — LSD, Cocain
Neugeborene rauschgiftabhängiger Mütter zeigen Entzugserscheinungen. Mißbildungen wurden beobachtet.

Koffein
Kaffee, schwarzer Tee, Kolagetränke, Kakao, Matetee — bei mehr als 600 mg Koffein pro Tag (das sind circa 10 Tassen am Tag) kann sich die Abort- und Frühgeburtenrate erhöhen.

Strahlenbelastung

Röntgen — erhöht das Krebs- und Leukämierisiko der Kinder, deren Mütter in der Schwangerschaft geröntgt wurden.

Radioaktive Strahlung — die teratogene Wirkung therapeutischer Dosen ist bewiesen. Das Krebsrisiko ist erhöht.

Ultraschall

In Deutschland werden Ultraschalluntersuchungen immer noch als unbedenklich bezeichnet, obwohl es bereits Untersuchungen in den USA gibt, die zumindest vor einer Verharmlosung warnen. Entscheidend ist auch die Anzahl der Untersuchungen im Verlaufe der Schwangerschaft. Bei einer normal verlaufenden Schwangerschaft sollten zwei Untersuchungen das Maximum darstellen.

Umweltchemikalien

Bislang ist die Anzahl von Untersuchungen über die Belastungen und Schädigungen für Embryo/Fetus gering. Grundsätzlich gilt, daß alle Stoffe, deren schädigende Wirkung auf den Organismus des Menschen nur vermutet wird, generell vermieden werden, erst recht in der Schwangerschaft.
Dazu gehören alle krebserzeugenden Stoffe sowie Stoffe, die im Verdacht stehen, Mißbildungen hervorzurufen. Genannt seien nur einige, da die Liste zu umfangreich ist. In speziellen Situationen, z.B. Belastungen am Arbeitsplatz durch Umweltchemikalien, sind besondere Beratungen notwendig.
Grundsätzlich gilt, daß schwangere Frauen zum Beispiel Dämpfe von Farben, Verdünnungs- und Lösungsmitteln, Holzschutzmitteln, Lacken, Klebstoffen, chemischen Reinigungsmitteln meiden sollten, da krebserzeugende oder fruchtschädigende Wirkungen vermutet werden.
Dies gilt auch für krebserzeugende und fruchtschädigende Stoffe in Kosmetika (z.B. Haarfärbemittel) und Lebensmitteln, zum Beispiel Blei, Cadmium, Pflanzenschutzmittel, sofern Informationen darüber bekannt sind und eine totale Vermeidung überhaupt möglich ist.

Toxoplasmose

In rohem und nicht durchgegartem Fleisch können Toxoplasmoseerreger sein, die ungehindert zum Embryo/Fetus dringen können und schwere Infektionen hervorrufen.
Auch in Katzenklos können diese Erreger sein.

Medikamente

Jede unnötige Einnahme von Medikamenten in der Schwangerschaft ist zu vermeiden!
Abzulehnen ist die routinemäßige Gabe von Medikamenten in der Schwangerschaft und unter der Geburt. Dazu gehören zum Beispiel Vitamin- und Mineralstoffpräparate (hier kann Ernährungsberatung sinnvoll einsetzen), Eisenpräparate, Mittel gegen Sodbrennen (Antazida), Schmerzmittel.

Antazida (Säurebindende Magenmittel — zum Beispiel gegen Sodbrennen)

Je nach Zusammensetzung wirken sie entweder abführend oder stopfend, sie stören die Eisenaufnahme.

Vitaminpräparate
Eine ausgewogene Ernährung mit genügend Obst und Gemüse, Milchprodukten, Vollkornprodukten ist einer Tabletteneinnahme vorzuziehen.
Hohe Mengen von Vitamin A (über 7500 IE/Tag) können Mißbildungen hervorrufen.
Vitamin-D-Gabe kann zur Erhöhung des Blutcalciumspiegels (Hypercalcämie) führen.
Hohe Vitamin-C-Gaben können Mangelerscheinungen beim Neugeborenen nach sich ziehen, da der Vitamin-C-Spiegel nach der Geburt dann rapide absinkt.

Abführmittel
Die meisten Abführmittel sind Darmreizmittel. Sie regen nicht nur die Darmmuskulatur zur vermehrten Tätigkeit an, sondern auch die Gebärmutter und können dadurch wehenauslösend wirken. Das betrifft nicht nur die sogenannten »chemischen« Mittel, sondern auch die pflanzlichen wie Sennesblätter, Aloe, Faulbaumrinde, Rizinusöl, Medizinalrhabarber.

Kopfschmerzmittel
zum Beispiel Aspirin

Kann die Wehentätigkeit hemmen; verstärkt die Blutungsneigung unter der Geburt, es kann auch zu verstärkten Nachblutungen kommen. Daher sollte eine Gabe drei Monate vor der Geburt nicht erfolgen.

Bei chronischer Einnahme wurde bei den Kindern ein vermindertes Geburtsgewicht festgestellt.

Eisenpräparate
Als Nebenwirkungen können bei der schwangeren Frau Übelkeit und Verstopfung auftreten.
Teratogene Wirkung konnte nicht nachgewiesen werden. Die Behandlung mit Eisenpräparaten sollte nur bei Eisenmangelanämien erfolgen. Eine routinemäßige Gabe ist abzulehnen. Die Verabreichung von Eisen in Spritzenform (in die Vene oder in den Muskel) ist abzulehnen, da bei Tierversuchen an der Einspritzstelle (intramuskuläre Injektion) Geschwülste beobachtet wurden.

Mittel gegen Übelkeit
Diese Mittel gehören meist der Medikamentengruppe Antihistaminika an, die zentraldämpfend wirken und deshalb auch in Schlafmitteln enthalten sind.
Sie können außerdem Mißbildungen (bei Tieren) hervorrufen oder wehenauslösend wirken.
Ihr Einsatz ist — wenn überhaupt — nur bei schweren Zuständen von Erbrechen gerechtfertigt.

Antibiotika
Alle Antibiotika können allergische Reaktionen hervorrufen.
Einige schädigen das Gehör (zum Beispiel Streptomycin), andere hemmen das Knochen- und Zahnwachstum (Tetracycline). Bei einer dringend erfoderlichen Behandlung ist immer abzuwägen, wie die zu erwartenden Nebenwirkungen des Antibiotikums für den Embryo/Fetus im Verhältnis zur eventuell lebensgefährlichen Infektion der schwangeren Frau, die wahrscheinlich Schädigungen hervorrufen kann, stehen. Weiterhin ist das am besten erprobte Antibiotikum zu wählen. Derzeit ist es Penizillin.

Sulfonamide
Mißbildungen sind bei Tieren beobachtet worden.

Psychopharmaka und Schlafmittel
Dazu gehören Tranquilizer (zum Beispiel Valium®)
Antihistaminika (Schlafmittel wie Diphenhydramin, Doxylamin, Promethazin)

Barbiturate (Phenobarbital)
Antidepressiva (Imipramin)
Psychostimulantien (Amphetamine)
Lithium
Einige können Mißbildungen hervorrufen (Lithium ist im ersten Drittel der Schwangerschaft teratogen); andere vermindern die Durchblutung der Gebärmutter.
Die Neugeborenen können nach der Geburt entweder unruhig oder sehr schläfrig sein. Außerdem sind Störungen der Stoffwechselvorgänge bekannt.

Impfungen
Impfungen mit Lebendimpfstoffen können die Plazenta passieren und Schädigungen hervorrufen.
Reisen in tropische Länder sollten möglichst nicht während der Schwangerschaft unternommen werden. Ist eine Verschiebung nicht möglich, dann kann die Immunprophylaxe mit Gammaglobulinen erfolgen.

Narkosemittel
Sie gehen vollständig auf den Embryo/Fetus über. Bekannte Folgewirkung bei Neugeborenen ist die Atemdepression.

Sexualhormone
Zum Beispiel die Antibabypille

Bekannt sind die möglichen krebserregenden Wirkungen. Mißbildungen werden vermutet.
Bei dem Präparat Diane® ist die Feminisierung des männlichen Fetus erwiesen.
Da Schlachttiere zunehmend mit Hormonen behandelt werden, sollte der Fleischkonsum stark eingeschränkt werden bzw. Fleisch bevorzugt werden, das nicht behandelt wurde.

Pflanzliche Therapeutika
Nicht jede Pflanze ist hinsichtlich ihrer Wirkungen als unbedenklich in der Schwangerschaft anzusehen. Nicht oder vorsichtig angewandt werden sollten folgende Heilpflanzen:
Abführdrogen — siehe auch unter Abführmittel
Heilpflanzen, die die Durchblutung und den Kreislauf anregen — einige wirken auch als Abortiva —, da sie bei entsprechender Veranlagung

Wehen auslösen können. Hier ist ganz besonders die Menge der verwendeten Heilpflanze zu beachten. Überdosierungen sind auf jeden Fall zu vermeiden. Als kritische Einnahmezeit gilt das erste Drittel der Schwangerschaft. Im weiteren Verlauf der Schwangerschaft ist es sinnvoll, therapeutische Entscheidungen zusammen mit Hebammen, HeilpraktikerInnen und ÄrztInnen zu treffen, die gute Kenntnisse über Heilpflanzen besitzen. Dies trifft auch für alle anderen Heilpflanzen zu.

Dazu gehören:
Besenginsterkraut
Rosmarin
Dost (als Badezusatz erlaubt)
Raute
Liebstöckel
Petersilienwurzel
Poleiminze
Teufelskralle

Andere Heilpflanzen

Süßholzwurzel — erhöht den Blutdruck
Wacholder — reizt die Nieren
Kanadische Gelbwurz — kann Gebärmutterkontraktionen auslösen, belastet Leber und Nieren, erhöht die Anzahl der weißen Blutkörperchen. Ist nach den deutschen Bestimmungen nur auf Rezept (ärztliche Verordnung) erhältlich.
Zimt — kann Gebärmutterkontraktionen auslösen

Meide möglichst diese Risikofaktoren:

- Amniozentese (Punktion der Fruchtblase)
- Chorionbiopsie
- Routinemäßige elektronische Monitoruntersuchungen des Fetus, sowohl indirekte (Ultraschall) als auch direkte (mittels Elektroden)
- Ultraschall in jeder Form (auch Organuntersuchungen der Schwangeren)
- Extrem hohe Temperaturen, wenn du ihnen länger ausgesetzt bist (Sauna in den ersten Schwangerschaftswochen)
- Emmenagoga (siehe Seite 26-30), vor allem im ersten und im letzten Schwangerschaftsdrittel
- Gewöhnliche Küchenkräuter, die eine Fehlgeburt fördern können:

Petersilie, Bohnenkraut, Basilikum, Majoran, Thymian, Rosmarin, Estragon, Salbei, Kümmel, Muskat, Safran, Eppichsamen (Wilder Sellerie), Ingwer, frischer Meerrettich, Brunnenkresse. Verwende sie nur sparsam, vor allem in den ersten Schwangerschaftsmonaten.

Löwenzahn

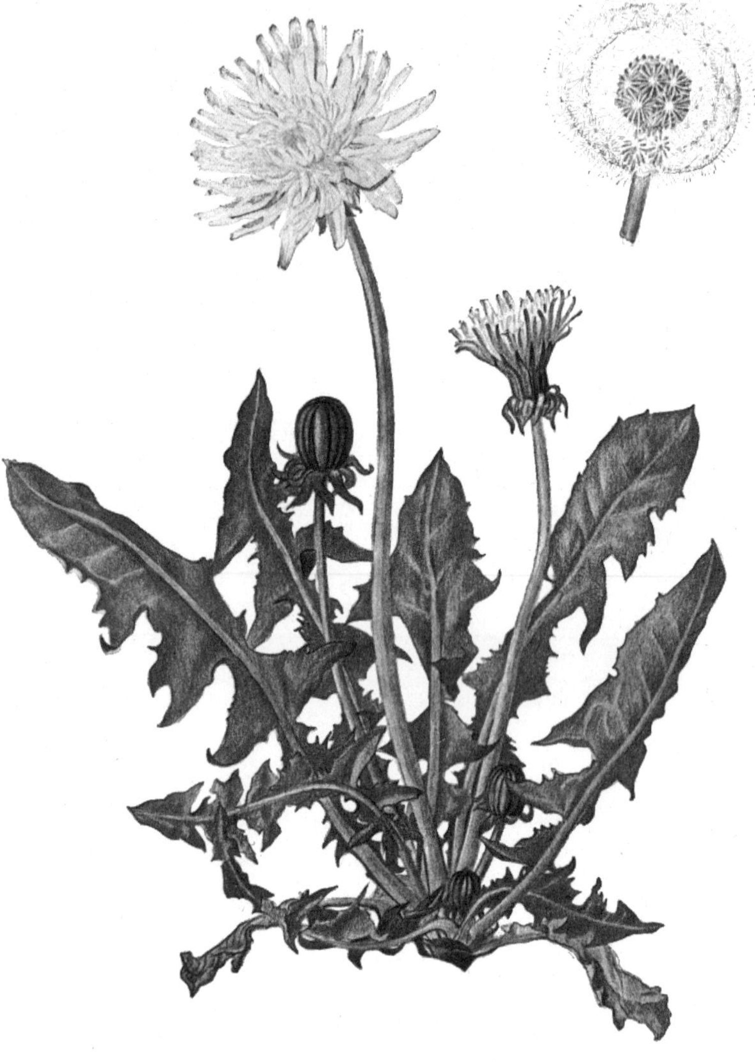

In der Schwangerschaft

Die Medizin der Weisen Frauen lehrt, wie wichtig eine ausgezeichnete Ernährung in der Schwangerschaft ist, da du dich selbst und dein Kind aus der Nahrung aufbaust, die du in diesen vierzig Wochen erhältst. Zu einer ausgezeichneten Ernährung gehören: reines Wasser, regulierte Atmung, reichlich Licht, liebevolle und respektvolle Beziehungen, Schönheit und Harmonie im täglichen Leben, positive, frohe Gedanken und lebenswichtige Nahrungsmittel.

Die Weisen Frauen wissen, daß die meisten Schwangerschaftsprobleme vermieden werden können, indem frau auf die Ernährung achtet. Morgendliche Übelkeit und Stimmungsschwankungen haben mit einem niedrigen Blutzuckerspiegel zu tun; Rückenschmerzen, Verspannungen und schwere Schmerzen während der Wehen beruhen oft auf Kalziummangel; Krampfadern, Hämorrhoiden, Verstopfung, Hautverfärbungen und Anämien (Blutarmut) sind Anzeichen für den Mangel spezifischer Nährstoffe; Präeklampsie, das schwerwiegendste Problem in der Schwangerschaft, ist eine Form akuter Fehlernährung.

Sei dir bewußt, daß du in der Zeit der Schwangerschaft die Zellen aufbaust, die ein zusätzliches Kilogramm Gebärmuttermuskulatur, Nerven, Knochen, Organe, Muskeln, Drüsen und Haut deines Fetus, einige Pfund Fruchtwasser, die Plazenta und eine um 50 Prozent erhöhte Blutmenge bilden. Außerdem wirst du viele zusätzliche Nieren- und Leberzellen ersetzen, die gebraucht werden, um die Abfallprodukte von zwei Wesen statt einem zu verarbeiten.

Wildgewachsene Nahrung und Erzeugnisse aus biologischem Anbau sind die besten Quellen von Vitaminen, Mineralen und anderen während der Schwangerschaft benötigten Nährstoffen. Geh hinaus, um sie selbst zu sammeln und anzubauen, wenn du kannst: Strecke dich, beuge dich, atme, bewege dich, berühre die Erde, nimm dir Zeit, mit den Pflanzen und mit dir selbst zu sprechen, und öffne dich dafür, das bezaubernde Spiel der Feen wahrzunehmen.

Tonika

Tonisierend wirkende Pflanzen verbessern deinen allgemeinen Gesundheitszustand, indem sie den Energiefluß und die Konzentration der Energie im Körper ins Gleichgewicht bringen und unterstützen. Tonika (»Stärkungsmittel«) lindern Beschwerden und beugen häufigen Problemen vor. Benutze wildwachsende Nahrungsmittel und nährende Tonika, um die Zufuhr lebenswichtiger Minerale und Vitamine zu verbessern. Einige Mittel, die auf die Gebärmutter wirken, sind in der Schwangerschaft kontraindiziert (nicht anwendbar) oder dürfen nur in den letzten Schwangerschaftswochen gebraucht werden. Die meisten Tonika müssen jedoch regelmäßig genommen werden, denn ein Tonikum ist für die Zellen so etwas wie Training für die Muskeln: Bei unregelmäßiger Anwendung nützt es nicht viel. Natürlich wirst du auch von einem nur gelegentlichen Gebrauch der Tonika in der Schwangerschaft profitieren, da sie nährende Stoffe enthalten, aber berücksichtige auch, daß regelmäßiger Gebrauch fünfmal in der Woche oder jeden zweiten Tag heißen kann oder was immer deinen Rhythmen und Bedürfnissen entspricht. Also warum nicht deine morgendliche Tasse Kaffee durch einen gehaltvollen Brennnesselaufguß ersetzen? Koche dir einen Himbeerblättertee, stelle ihn in den Kühlschrank und trinke ihn anstelle von Mineralwasser, Wein oder Bier. Ergänze deine Nahrung einmal in der Woche durch wildgewachsene Pflanzen, mache dies zu einem besonderen Ereignis. Weise Frauen empfehlen Kräutertonika für Schwangerschaft und Geburt seit Jahrtausenden. Diese Kräuter sind erfahrungsgemäß sicher in der Anwendung und ausgesprochen wirksam.

Himbeerblätter

Als Tee oder Aufguß zubereitet, sind Himbeerblätter *(Rubus idaeus)* das bekannteste, meistgebrauchte und zuverlässigste aller tonisierenden Gebärmutter-/Schwangerschaftskräuter. Es enthält Fragrin, ein Alkaloid, das den Muskeln der Beckenregion, einschließlich der Gebärmutter selbst, mehr Spannung verleiht. Die meisten positiven Wirkungen, die dem regelmäßigen Gebrauch von Himbeerblättertee zugeschrieben werden, können auf die stärkende Wirkung des Fragrin oder die nährende Wirkung der Vitamine und Mineralstoffe dieser Pflanze zurückgeführt werden. Von besonderer Bedeutung sind die hohe Konzentration von Vitamin C, der Gehalt an Vitamin E und das leicht assimilierbare (aufnehmbare) Kalzium und Eisen. Himbeerblätter enthalten auch Vitamin A, B-Komplex-Vitamine und viele Mineralstoffe, einschließlich Phosphor und Kalium.

Zu den positiven Wirkungen von Himbeerblättertee gehören:

○ *Steigerung der Fruchtbarkeit bei Männern wie Frauen*
Himbeerblätter sind ein hervorragendes Fruchtbarkeitsmittel, wenn sie mit Rotklee kombiniert werden.

○ *Verhinderung von Fehlgeburten und Blutungen*
Himbeerblätter tonisieren die Gebärmutter und helfen so, Fehlgeburten und nachgeburtliche Blutungen durch eine atonische (schlaffe) Gebärmutter zu verhindern.

○ *Verringerung morgendlicher Übelkeit*
Viele Frauen bestätigen die Linderung von Übelkeit und Magenbeschwerden in der Schwangerschaft.

○ *Schmerzlinderung während der Wehen und nach der Geburt*
Durch die Tonisierung der Muskeln während der Wehen und der Entbindung beseitigen Himbeerblätter viele Ursachen für eine schmerzhafte Geburt und verkürzen die Erholungszeit. Sie wirken jedoch nicht gegen den Schmerz bei der Erweiterung des Muttermundes.

○ *Unterstützung einer sicheren und schnellen Geburt*
Himbeerblätter regen die Gebärmutter dazu an, loszulassen und ohne Angespanntheit zu arbeiten. Sie verstärken nicht die Kontraktionen, aber sie erlauben der kontrahierenden Gebärmutter, effektiver zu arbeiten, und können die Geburt dadurch erleichtern und beschleunigen.

○ *Förderung der Entbindung einer nicht ausgestoßenen Plazenta*
Himbeerblätter allein sind in diesem Fall nicht wirksam. In Verbindung mit Gundermann und/oder Angelika erleichtern sie die Geburt der Plazenta, aber jedes dieser beiden Kräuter allein würde auch wirken.

○ *Unterstützung der Milchbildung*
Der hohe Mineralgehalt der Himbeerblätter unterstützt die Milchbildung, aber ihre zusammenziehende Wirkung kann dem bei manchen Frauen auch entgegenwirken.

Brennesselblätter

Die Brennessel *(Urtica dioica)* ist als Schwangerschaftstonikum weniger bekannt, verdient aber größere Beachtung und einen besseren Ruf. Sie liefert eines der wertvollsten nährenden Tonika überhaupt. Sie soll mehr Chlorophyll enthalten als jede andere Heilpflanze. Auf der Liste der Vitamine und Mineralien, die sie enthält, finden sich fast alle, die für menschliches Wachstum und Gesundheit erforderlich sind. Brennesseln sind ausgesprochen reich an den Vitaminen A, C, D und K; Kalzium, Kalium, Phosphor, Eisen und Schwefel. Das Infus hat eine dunkelgrüne, fast schwärzliche Farbe und einen kräftigen, vollen Geschmack. Wenn du das Glück hast, in deiner Umgebung einen Flecken voller Nesseln zu finden, verwende die jungen Pflanzen im Frühling als Gemüse. Manche Frauen trinken abwechselnd Himbeerblätter- und Brennessel-Infus in der Schwangerschaft. Andere trinken Himbeerblätter bis zum letzten Schwangerschaftsmonat und wechseln dann zu Nessel-Infus, damit bei der Geburt dem Körper Vitamin K in größerer Menge zur Verfügung steht.

Zu den günstigen Wirkungen des Brennessel-Infuses vor und während der Schwangerschaft gehören:

○ *Unterstützung der Nierenfunktion*
Brennessel-Infuse trugen wesentlich dazu bei, die Nieren einer Frau wieder aufzubauen, der gesagt worden war, sie müsse sich der Dialyse unterziehen. Da die Nieren in der Schwangerschaft das anderthalbfache der normalen Blutmenge reinigen müssen, ist die Fähigkeit der Brennessel, sie zu nähren und zu stärken, äußerst wichtig. Jede Ansammlung von Mineralien in den Nieren, wie Nierengrieß oder -steine, wird sanft aufgelockert, aufgelöst und ausgeschieden, wenn du konsequent Brennessel-Infuse trinkst.

○ *Steigerung der Fruchtbarkeit bei Frauen und Männern*

○ *Ernährung von Mutter und Fetus*

○ *Linderung von Wadenkrämpfen und anderen Muskelkrämpfen*

○ *Schmerzlinderung vor, während und nach der Geburt*
Der hohe Gehalt an leicht assimilierbarem Kalzium hilft Muskelschmerzen unter anderem in der Gebärmutter und den Beinen verringern. Bei brennenden Schmerzen, vor allem der Vulva, schaffen eine Brennesselsalbe oder ein Sitzbad Erleichterung.

○ *Vorbeugung gegen Nachgeburtsblutungen*
Brennesseln sind ein hervorragender Vitamin-K-Lieferant und erhöhen die Menge des verfügbaren Hämoglobins — beides verringert die Wahrscheinlichkeit, daß es zu Nachblutungen kommt. Ihre Wirksamkeit ist jedoch schwer nachzuweisen — wenn sie wirken, geschieht eben nichts! Der Saft frischer Nesseln, teelöffelweise eingenommen, verlangsamt überstarke Nachblutungen.

○ *Abbau von Hämorrhoiden*
Die leicht adstringierende (zusammenziehende) und allgemein aufbauende Wirkung der Brennessel strafft und kräftigt die Blutgefäße, hilft, die Arterien elastisch zu halten und verbessert die Spannkraft der Venen.

○ *Förderung der Milchbildung und Steigerung des Nährwerts der Muttermilch*

Kalzium

Kalzium ist natürlich ein Mineral und kein pflanzliches Tonikum, aber in der Schwangerschaft und für unser ganzes Leben als Frauen so wichtig, daß ich es als Tonikum aufführe. Kalziummangel in der Schwangerschaft geht einher mit Muskelkrämpfen, Rückenschmerzen, hohem Blutdruck, heftigen Wehen und Nachgeburtsschmerzen, Osteoporose (Knochenschwund), Zahnbeschwerden und Präeklampsie.
Die Kalziumaufnahme ist abhängig von körperlicher Bewegung, Streß, der Säurebildung bei der Verdauung, dem Vorhandensein von Vitamin C, A und vor allem D, und davon, daß Magnesium und Phosphor in der Nahrung und im Körper zur Verfügung stehen. Mit der Hilfe von Kräutern Weiser Frauen ist es nicht schwierig, die 1000 bis 2000 mg Kalzium täglich zu bekommen, die du in der Schwangerschaft (und überhaupt im Leben) brauchst.

○ Die besten Kalziumlieferanten unter den Nahrungsmitteln sind Fisch und Milchprodukte; inwieweit Kalzium aus pasteurisierter, homogenisierter Milch vom Körper verwertet werden kann, ist allerdings umstritten. Zu meinen bevorzugten Kalziumquellen gehören Ziegenmilch und -käse, Lachs, Sardinen, Makrelen, Algen (vor allem Kelp), Sesamsalz (Gomasio), Tahin (Sesammus) und dunkelgrüne Blattgemüse wie Rübenblätter, Mangold und Grünkohl.

○ Etwa 200 mg Kalzium sind enthalten in 60 g Nüssen (außer Erdnüssen), 30 g getrockneten Algen, 60 g Carobpulver, 30 g Käse, 1/2 Tasse gekochter Blattgemüse (vor allem Grünkohl und Löwenzahn), 1/2 Tasse Milch, 3 Eiern, 120 g Fisch oder 1 Eßlöffel Melasse.

○ Die meisten Wildgemüse und -salate sind außerordentlich reich an Kalzium und den Stoffen, die zu seiner Aufnahme und Verwertung nötig sind. Weißer Gänsefuß, Melde (Guter Heinrich), Wilde Malve, Hirtentäschelkraut, Vogelknöterich, Schachtelhalm und Löwenzahn liefern alle mehr Kalzium auf 100 g als Milch.

○ Knochen oder saubere Eierschalen in Apfelessig oder Zitronensaft eingeweicht geben Kalzium in die saure Flüssigkeit ab. 1 Eßlöffel von diesem Essig oder Zitronensaft in einem Glas warmem Wasser getrunken, liefert Kalzium und hilft außerdem noch gegen morgendliche Übelkeit.

○ Viele Früchte sind reich an Kalzium, wenn auch nicht in dem Maß wie die obengenannten Nahrungsmittel. Getrocknete Datteln, Feigen, Rosinen, Pflaumen, Papaya und Holunderbeeren sind am besten.

○ Himbeerblätter als Infus liefern Kalzium in der Form, in der es am besten zu verwerten ist. Seine Assimilation wird durch den Phosphor und die Vitamine A und C in den Blättern zusätzlich gefördert.

○ Frische Petersilie und Brunnenkresse kannst du in den meisten Lebensmittelgeschäften das ganze Jahr über bekommen. Beide sind gute Quellen für Mineralstoffe und Vitamine, einschließlich Kalzium, Phosphor, Vitamin A und Vitamin C.

○ Brennesselinfuse liefern Kalzium und Phosphor, Vitamin A und das lebenswichtige Vitamin D in leicht verwertbarer Form.

○ Meide Nahrungsmittel, die die Kalziumaufnahme stören sollen: Spinat, Schokolade, Rhabarber und Bierhefe.

○ Zur Deckung des Kalziumbedarfs nicht zu empfehlen sind Knochenmehl und Austernschalenpräparate. Es hat sich herausgestellt, daß sie viel Blei, Quecksilber, Kadmium und andere toxische Metalle enthalten.

Tonikum für die späte Schwangerschaft

○ Blauer Hahnenfuß/Schwarze Schlangenwurzel

Tee und Tinktur aus *Caulophyllum thalictroides* und *Cimicifuga racemosa* darfst du nur in den letzten vier bis sechs Schwangerschaftswochen anwenden, davor nicht. Die übliche Dosierung ist zweimal täglich 5 bis 10 Tropfen von beiden Tinkturen auf ein Glas Wasser oder täglich bis zu 2 Tassen des Tees. Die beiden Pflanzen wirken »synergistisch, nicht austauschbar«, wie eine Hebamme sagt. Sie betont, daß es wichtig sei, beide zusammen zu nehmen. Eine andere Hebamme berichtet, daß es zu vorzeitigen Wehen kommt, wenn Blauer Hahnenfuß allein oder zusammen mit Poleiminze in den letzten sechs Schwangerschaftswochen genommen wird. Auf Seite 84 findest du weitere Informationen über die beiden Pflanzen.

Morgendliche Übelkeit

Übelkeit und leichtes Erbrechen morgens sind häufige Beschwerden in den ersten drei Monaten der Schwangerschaft. Es gibt viele Mittel dagegen. Die meisten allopathischen Medikamente gegen Übelkeit enthalten Antihistaminika, Stoffe, die bei Tieren nachweislich Mißbildungen erzeugen. Die folgenden Pflanzen- und alten Hausmittel haben, soweit bekannt, keine schädlichen Nebenwirkungen. Wenn die morgendliche Übelkeit über den dritten Monat hinaus andauert, suche Hilfe bei einer Weisen Frau.

Vorbeugung

○ Es gibt einen deutlichen Zusammenhang zwischen Übelkeit zu Beginn der Schwangerschaft und niedrigem Blutzucker. Halte deinen Blutzuckerspiegel stabil, indem du öfter kleine Mahlzeiten ißt (ruhig im Abstand weniger Stunden), und bevor du schlafen gehst einen eiweißreichen Imbiß zu dir nimmst, zum Beispiel Popcorn mit Nährhefe, braunen Reis mit Miso, oder eine Scheibe Brot mit Tahin.

○ Chemische Nebenprodukte des erhöhten Hormonstoffwechsels während der Schwangerschaft können Morgenübelkeit auslösen, wenn sie sich im Körper ansammeln. Gehe jeden Tag ein bis zwei Kilometer, um dem vorzubeugen.

○ Achte darauf, daß du mit deiner Ernährung oder durch Zusatzstoffe genug Eisen, Magnesium und B-Komplex-Vitamine (vor allem B 1 und

B 6) zu dir nimmst. Ein Vitamin-B 6-Mangel kann Morgenübelkeit verursachen, die in diesem Fall durch die tägliche Einnahme von 10 bis 20 mg Vitamin B 6 zusätzlich vollkommen beseitigt werden kann. Siehe Anhang I für pflanzliche Lieferanten von Mineralstoffen und Vitaminen.

○ Iß etwas ungesalzenes Knäckebrot oder Zwieback morgens, bevor du aufstehst.

○ Vermeide stark gewürzte und fette Speisen; allein schon wenn du für andere solches Essen kochst, kann dir davon übel werden.

○ Wenn du morgens aufstehst, steige langsam aus dem Bett und vermeide plötzliche Bewegungen.

○ Trinke eine Tasse Anis- oder Fencheltee, wenn du aufwachst.

○ Trinke morgens als erstes 1 Tasse Wasser (1/4 l) mit 1 Eßlöffel Apfelessig oder reinem Zitronensaft.

Mittel gegen morgendliche Übelkeit

Die Mittel sind nach ihrer Stärke geordnet, die mildesten am Anfang. Diese sind oft ausreichend, versuche sie zuerst!

○ Öffne ein Fenster, oder geh hinaus an die frische Luft.

○ Trinke jeden Tag ein oder zwei Tassen Himbeerblättertee oder -Infus. Wenn du vor dem Aufstehen ein paar Schlucke davon trinkst oder aus dem Infus Eiswürfel herstellst und diese lutschst, wirkt es stärker.

○ Versuche eines dieser homöopathischen Mittel: Ipecac, Nux vomica. Besorge dir das Mittel in einer niedrigen Potenz, zum Beispiel D 4 bis D 6 oder C 30 bis C 200. Löse in einem Glas mit Plastikdeckel (Metall könnte die Wirkung des Mittels beeinflussen) 5 Globuli in Wasser auf, indem du das Gefäß kräftig schüttelst. Trink einen Schluck. Füge die gleiche Menge Wasser hinzu, und schüttle wieder kräftig. Warte zehn Minuten, und trinke wieder einen Schluck. Füge wieder Wasser hinzu, schüttle, warte... So erhöhst du langsam die Verdünnung (Potenz). Sobald du eine Besserung spürst, hör auf, das Mittel zu nehmen, aber hebe es auf, falls die Übelkeit wiederkehrt. Auf diese Weise erhältst du das Mittel genau in der Potenz, die du brauchst.

O Trink einen Tee aus getrockneten Pfirsichblättern. Er hilft, die Beschwerden zu lindern.

O Trink morgens als erstes ein wenig Pfefferminz- (oder Grüne Roßminze/Spearmint) Infus. Es ist ein belebender Muntermacher und ein wirksames Mittel gegen Übelkeit.

O Nimm jedesmal, wenn dir übel ist, einen Eßlöffel Ingwerwurzeltee. Er ist besonders wirksam gegen Reisekrankheit und morgendliches Unwohlsein.

O Hopfen
Humulus lupulus beruhigt, wirkt aufbauend und hilft auch gegen Übelkeit. Trinke das Infus in kleinen Mengen nach Bedarf. Es ist besonders schwangeren Frauen zu empfehlen, die noch ein älteres Kind stillen, und Frauen, die während der Schwangerschaft sehr unter Streß stehen.

O Ingwerwurzel
Pulverisierter Ingwer in Kapseln (Tagesdosis: bis zu 25 Stück) kann starke Übelkeit und Erbrechen während der ganzen Schwangerschaft vollständig unter Kontrolle halten.

Visualisation über Morgenübelkeit

Wenn die Übelkeit in schwerer Form oder chronisch auftritt, können Visualisierungsübungen helfen, Zugang zu emotionalen Aspekten dieser Beschwerden zu bekommen. Setze dich still hin und erlaube deinem Bewußtsein, Bilder aufsteigen zu lassen, die mit der Übelkeit/dem Erbrechen in Zusammenhang stehen. »Was kannst du nicht verarbeiten, Magen? Was willst du nach außen bringen und bereinigen? Was ist es, was du nicht akzeptierst?« Betrachte jedes Bild, das kommt, nimm es zur Kenntnis und laß es wieder gehen oder sich auflösen. Wir sind vielschichtige Wesen, wir können etwas gleichzeitig herbeisehnen und ablehnen. Erlaube dir zu erkennen, was an der Schwangerschaft es ist, das den Impuls auslöst, dich zu übergeben. Diese Visualisierungsübung kann dir am meisten helfen, wenn du sie mindestens eine Woche lang jeden Tag ein- oder zweimal machst.

Fehlgeburt

20 Prozent aller Schwangerschaften enden mit einer Fehlgeburt, meistens im ersten Schwangerschaftsdrittel. Solange sie nicht chronisch sind, sind Fehlgeburten also ein normaler Vorgang. Es gibt selten einen Grund oder eine Notwendigkeit, zu versuchen, sie aufzuhalten. Die Schweizer Spezialistin für Naturheilkunde Rina Nissim sagt: »Laß im ersten Schwangerschaftsdrittel die Natur entscheiden!«

Die häufigsten Ursachen von Fehlgeburten sind: 1. Herbizide, Pestizide, Strahlen etc. in Wasser, Luft und Nahrung, 2. Zervixinsuffizienz (der Muttermund öffnet sich zu früh, meistens im zweiten Schwangerschaftsdrittel) und 3. hormonelle Störungen. Pflanzenheilmittel können nichts gegen die ersten beiden Ursachen tun. Sie können jedoch dazu beitragen, chronische Fehlgeburten, die auf einem Ungleichgewicht im Hormonsystem beruhen, zu verhindern. Sie können auch eingesetzt werden, um Fehlgeburten zum Abschluß zu bringen und Blutungen einzudämmen. Es ist eine verbreitete Erfahrung, daß eine Fehlgeburt nicht mehr verhindert werden kann, sobald es zum Ausfluß von hellrotem Blut kommt. (*Achtung:* Wenn zu irgendeinem Zeitpunkt in den letzten drei Monaten dauerhafte Blutungen auftreten, kann das ein Zeichen für eine lebensgefährliche Notsituation sein.) »Altweiberweisheit« sagt, daß Pflanzenmittel eine Fehlgeburt nicht aufhalten, wenn sie durch Mißbildungen des Fetus oder einen falschen Sitz der Plazenta verursacht wird. Diese Mittel sind nach zunehmender Stärke geordnet.

Mittel gegen chronische Fehlgeburten

»Wenn eine Frau im ersten Schwangerschaftsdrittel eine spontane Fehlgeburt hat, ist das ein traumatisches Ereignis. Sie ist jedoch weder als krank zu betrachten, noch braucht sie Heilpflanzenmittel zur Behandlung irgendeines Problems. Sie sollte sich selbst so sehen, daß sie vollkommen dazu in der Lage ist, eine weitere Schwangerschaft normal auszutragen. Erst nach drei oder vier Fehlgeburten würde ich davon ausgehen, daß es sich um eine chronische Störung handelt.« (Rina Nissim)

○ Achte auf gute Ernährung und angemessene Lebensführung (kein Kaffee, Tabak oder Alkohol); das ist für Frauen, die vorher Fehlgeburten hatten, besonders wichtig.

O Amerikanischer Schneeball
Viburnum prunifolium gilt als besonders wirksames Vorbeugungsmittel gegen Fehlgeburten. Beginne sofort, wenn du schwanger bist, damit, täglich 1 bis 2 Tassen Tee oder eine 1/2 Tasse des Infuses zu trinken. Du kannst das die ganze Schwangerschaft hindurch tun, wenn du willst.

O Kreuzkraut
Die Blüten von *Senecio (S. jacobaea, S. vulgaris, S. viscosus)* ergeben eine Tinktur, die dir helfen kann, dein Hormonsystem wieder ins Gleichgewicht zu bringen. Diese interessanten Pflanzen, die viele komplexe Zucker enthalten, liefern den Grundstoff, aus denen dein Körper in kurzer Zeit alle Hormone aufbauen kann, die er braucht. Du kannst von der Tinktur vor der Schwangerschaft und in den ersten Monaten täglich 3 Tropfen einnehmen. Falls eine Fehlgeburt unmittelbar droht, kannst du sie in höheren Dosen, bis zu 10 Tropfen alle halbe Stunde, nehmen.

Mittel bei drohender Fehlgeburt

Setze diese Mittel vor allem im zweiten und letzten Schwangerschaftsdrittel ein.

O Bettruhe, Entspannung und Vitamin E (bis zu 2000 IE täglich, solange die Situation kritisch ist) sind bei drohender Fehlgeburt dringend zu empfehlen. Vermeide sexuelle Erregung und Sexualverkehr.

O Die Umkehrstellungen des Yoga (Kopfstand und Schulterstand) werden Frauen, die Zwillinge erwarten, bei drohender Fehl- oder Frühgeburt empfohlen.

O Alkohol (zum Beispiel Whisky) entspannt die glatte Muskulatur. Er kann benutzt werden, um Gebärmutterkontraktionen zu verlangsamen oder zum Stillstand zu bringen. Trinke ihn schlückchenweise, während du die Kontraktionen spürst, aber nur bei drohender Fehlgeburt, nicht bei den normalen Senkwehen oder Vorwehen. (In US-amerikanischen Krankenhäusern wird Alkohol intravenös verabreicht, um drohende Fehlgeburten aufzuhalten.)

O Lobelie
Es heißt, daß sie die Fehlgeburt fördert, wenn der Fetus schwächlich oder mißgebildet ist, und sie verhindert, wenn er gesund und kräftig ist. Trinke eine ganze Stunde lang alle paar Minuten einige Schlucke des Tees aus

Blättern und Samen, ruhe eine Stunde und wiederhole die Prozedur. Bei manchen Frauen löst Lobelientee Übelkeit oder Erbrechen aus. Bei der Tinktur ist diese Nebenwirkung gewöhnlich weniger ausgeprägt. Nimm höchstens 15 Tropfen in 1 kleinen Glas Wasser etwa alle Viertelstunde, wenn nötig mehrere Tage lang.

O Schwarze Johannisbeere
Ribes nigrum ist eines der wirksamsten und dennoch unschädlichsten pflanzlichen Mittel zur Regulierung und Stärkung des Hormonsystems. Es wirkt auf die Nebennieren, Eierstöcke, Leber, Milz, Nieren und Schilddrüse. Bei drohender Fehlgeburt nimm stündlich 50 Tropfen der Tinktur aus frischen Blättern und Knospen.

O Bei Blutungen gegen Ende der Schwangerschaft (möglicherweise aufgrund einer Ablösung der Plazenta) nimm:
1.500 IE Vitamin E (3 Gaben von 500 IE)
50.000 IE Vitamin A (2 Gaben von 25.000 IE)
6.000 mg Vitamin C (6 Gaben von 1.000 mg)
50 mg Zink (mit dem Essen)
täglich, bis zu zwei Wochen lang oder bis die Schwangerschaft sich stabilisiert hat. Hebammen sagen, daß das Vitamin E die Plazenta wieder festigt und fest haften läßt, bis der normale Geburtszeitpunkt erreicht ist. *Vorsicht:* Wenn hohe Dosen von Vitamin E innerhalb einer Woche vor der Geburt eingenommen werden, können sie bewirken, daß die Plazenta nach der Geburt anormal fest sitzt.

O Mittel gegen drohende Fehlgeburt — siehe Anhang II

Abschließen einer Fehlgeburt

O Um eine Fehlgeburt vollständig zu Ende zu bringen, bitte 1. eine erfahrene und sachkundige Helferin zu dir, 2. halte Pflanzen, die die Blutungen stillen können, zur Hand und nimm 3. stündlich jeweils 20 Tropfen Blauer Hahnenfuß- und Schwarze Schlangenwurzeltinktur (höchstens fünfmal 20 Tropfen insgesamt).

O Um Blutungen zu stoppen, nimm so oft wie nötig 10 bis 20 Tropfen Hirtentäscheltinktur oder Hamamelistinktur unter die Zunge (siehe auch Seite 71-73).

Wenn die Blutung so stark ist, daß du jede Stunde eine neue Binde brauchst, und wenn du Fieber oder starke Schmerzen hast, konsultiere sofort eine erfahrene Heilerin/Ärztin oder einen Heiler/Arzt.

Krampfadern / Hämorrhoiden

Die Neigung zu Varizen (schwache, erweiterte Venen) in Rektum (Hämorrhoiden) und Beinen, Lendengegend, Vulva (Krampfadern) ist oft erblich bedingt. Frage deine Großmütter, Mutter und Schwestern, ob sie während oder nach ihren Schwangerschaften Beschwerden damit hatten. Wenn ja, achte besonders sorgfältig darauf, deinen Körper nicht durch langes Stehen oder Sitzen oder durch Verstopfung zu belasten. Auch wenn sie keine derartigen Probleme hatten, sorge für gutes Funktionieren deines Kreislaufs und deiner Verdauungsorgane. Das während der Schwangerschaft erhöhte Blutvolumen belastet die Venen, der erhöhte Progesteronspiegel wirkt entspannend auf die glatte Muskulatur der Blutgefäße und erschwert so den venösen Rückfluß des Blutes. Beides verstärkt die Neigung zu Varizen. Manchmal treten Varizen erst nach der Geburt auf, es ist nicht ungewöhnlich, zwei bis drei Tage nach der Geburt plötzlich enorm große Hämorrhoiden zu haben: Kommerzielle Präparate gegen Hämorrhoiden, wie zum Beispiel Sperti® und Anusol®, sollten während der Schwangerschaft nicht benutzt werden. Sie enthalten lokal schmerzstillende Stoffe und Quecksilber, die durch die Haut absorbiert werden und dem ungeborenen Kind schaden können. Mit den folgenden unschädlichen pflanzlichen Mitteln, Übungen und Ernährungsvorschlägen kannst du Varizen vorbeugen und sie behandeln, egal ob sie vor, in oder nach der Schwangerschaft auftreten.

Übungen gegen Varizen

☆ Das Hochlegen der Beine hilft, Krampfadern, Rückenschmerzen und Muskelkrämpfen vorzubeugen. Lege dich auf dem Fußboden auf den Rücken und lasse die Unterschenkel mit gebeugten Knien erhöht auf einem Sofa, Sessel oder Bett ruhen. Entspanne dich so 10 bis 15 Minuten lang, dann stell dich auf, und klopfe leicht mit den Handflächen die Beine hinauf und hinunter.

○ Yoga-Umkehrstellungen (Kopfstand, Schulterstand, der »Pflug«) entlasten die unteren Venen. Es ist am besten, sie unter fachkundiger Anleitung auszuführen, vor allem in den letzten Monaten.

○ Schwimmen und zügiges Gehen sind ausgezeichnete Übungen für den Kreislauf; beides fördert die Verdauung und einen regelmäßigen Stuhlgang.

○ Versuche es mit dieser Übung, bevor du schlafen gehst, morgens gleich nach dem Aufwachen und tagsüber, wann immer du die Möglichkeit hast, dich hinzulegen: Spanne alle Muskeln des einen Beins an, entspanne sie wieder. Spanne alle Muskeln des anderen Beins an, entspanne sie. Steigere dich langsam bis auf zwanzigmal mit jedem Bein.

Weitere Hinweise zur Vorbeugung

○ Stützstrümpfe sind zwar kein Ersatz für Übungen, aber hilfreich, wenn du viel stehen mußt und eine Neigung zu Krampfadern hast. Strecke die Beine oder lege sie eine Weile hoch, bevor du sie anziehst.

○ Täglich fünf Minuten Beinmassage sind ein Genuß und wirken Wunder. Massiere von unten nach oben, in Richtung des Blutflusses in den Venen, mit tiefgehenden, kräftigen Griffen.

○ Vermeide: einschnürende Kleidung, Kniestrümpfe, hochhackige Schuhe, langes Sitzen in der gleichen Haltung (zum Beispiel im Auto), das Überschlagen der Beine beim Sitzen und Pressen beim Stuhlgang.

Ernährung bei Varizen

○ Roher Knoblauch, Zwiebeln und Lecithin (dieses vor allem in flüssiger Form) sorgen dafür, daß die Venen ihre Spannkraft behalten oder sie zurückgewinnen. Du solltest sie jeden Tag essen.

○ Buchweizen (Kascha), Hafer, Weizenkeime, Okra und grüne Blattgemüse wirken aufbauend und stärkend auf den ganzen Kreislaufapparat.

○ Bei allen Kreislaufbeschwerden sind Nahrungsmittel, die viel Vitamin A, C, E und B-Komplex-Vitamine enthalten, wichtig.

○ Rutin, das natürlich in Verbindung mit Vitamin C vorkommt, hat eine spezifische Heilwirkung auf brüchige Kapillargefäße. Buchweizen, Raute und Holunderblüten und -blätter sind gute Rutinlieferanten.

○ Rote Beete, geraspelt und gedämpft, unterstützen die Leberfunktion und fördern die Ausscheidung. Dadurch wird der Druck auf die Hämorrhoiden verringert.

○ Vitamin-E-Zusätze unterstützen die Vorbeugung und Behandlung von Varizen. Bis zu 600 IE täglich gelten als unbedenklich in der Schwangerschaft.

○ Meide alle scharfen Gewürze, vor allem Pfeffer, Cayennepfeffer, Curry, Nelken und scharfe Saucen. Sie verstärken Stauungen in den betroffenen Venen und verursachen häufig ein Bluten der Hämorrhoiden.

Heilkräuter gegen Varizen

○ Haferstrohtee oder -infus kräftigt die Kapillargefäße. Trinke täglich 1 bis 2 Tassen (über eine mögliche Überdosierung ist nichts bekannt).

○ Brennesselblätter als Infus verbessern die Spannkraft der Venen. Trinke mindestens 1 Tasse täglich während der ganzen Schwangerschaft und Stillzeit.

○ Petersilie, roh oder als Tee, hat eine gute Wirkung auf die Venen. Benutze sie reichlich in Salaten, oder trinke täglich bis zu einer 1/2 Tasse (1/8 l) Tee.

○ Vermeide innerliche Anwendungen von *Aloe vera* und den Tee von Honigklee und Weißem Steinklee. Diese Pflanzen steigern die Durchblutung der unteren Körperhälfte und können dadurch die Beschwerden verschlimmern (Rotklee hat diese Wirkung nicht).

Erste Hilfe bei Krampfadern

○ Trage Hamamelisrindenwasser mit einem Pflanzenbefeuchter oder einem getränkten Tuch auf. Durch seine adstringierenden Eigenschaften lindert es Schmerzen, strafft das Gewebe und kann Schwellungen verringern.

○ Mache Packungen mit den frischen Pflanzen oder Umschläge mit dem Infus von Beinwell, Schafgarbe oder Königskerze zur Schmerzlinderung und um die Venen zu straffen.

○ Abwaschungen mit Eichenrindeninfus oder Apfelessig lindern Schmerzen.

Erste Hilfe bei Hämorrhoiden

○ Trage Natron auf, um den Juckreiz zu stillen. (Es kann ein kurzzeitiges Hitzegefühl oder Brennen auslösen.)

○ Versuche *Hamamelis* (Zaubernuß) innerlich als homöopathisches Mittel. Verdünne (potenziere) es nach der Anleitung auf Seite 46.

○ Betupfe Hämorrhoiden mit Zitronensaft oder *Hamamelis*rindenwasser. Das verringert Blutungen und Schwellungen. (Es brennt beim Auftragen.)

○ Geriebene rohe Kartoffeln lindern Schwellungen und Schmerzen.

○ Nimm Beinwell- oder Ampfersalbe, um Schwellungen und Bluten zu vermindern und Schmerzen zu lindern.

○ Um Schwellungen soweit wie möglich zu reduzieren, führe eine geschälte Knoblauchzehne (du kannst sie mit einer Lage Mull umwickeln und einölen) ins Rektum ein, und lasse sie über Nacht dort wirken.

○ Eine Salbe aus Wegerich und Schafgarbe kann Schmerzen sofort lindern und die Hämorrhoiden innerhalb weniger Tage zum Schwinden bringen. Diese kombinierte Salbe hat sogar einigen Frauen, die jahrelang durch Hämorrhoiden behindert wurden, geholfen.

○ Du kannst selbst stark geschwollene, hervorgetretene und blutende Hämorrhoiden mit Hilfe von Sitzbädern heilen. Zaubernuß *(Hamamelis virginiana)* ist unbestritten die beste Heilpflanze dafür, aber du kannst stattdessen auch Wegerichblätter, Beinwellwurzel, Eichenrinde oder andere stark adstringierend wirkende Pflanzen nehmen. Bereite ein Infus aus 110 bis 120 g der jeweiligen Pflanze in 2 l Wasser, und laß es acht Stunden ziehen. Gieße die Flüssigkeit von den Kräutern ab, und gib sie in eine flache Schüssel oder Wanne. Nimm dann täglich mindestens zweimal eine Viertelstunde ein Sitzbad. Es macht nichts, wenn nicht alle Hämorrhoiden von der Flüssigkeit benetzt werden, die Wirkstoffe werden von der Haut aufgenommen und entfalten ihre Heilkraft auch ohne direkten Kontakt. Meistens gehen die Schmerzen schon nach dem ersten Sitzbad zurück, die Hämorrhoiden schrumpfen häufig ein und verschwinden innerhalb weniger Tage. Du kannst so viele Sitzbäder machen, wie du willst, und die gleiche Flüssigkeit mehrmals benutzen.

Verstopfung

Zu den Veränderungen in der Schwangerschaft gehört auch, daß der Verdauungsprozeß im Darm langsamer abläuft. Dadurch kommt es häufiger zu Verstopfung (seltener Stuhlgang mit harten Stühlen). Streß, zum Beispiel durch emotional aufwühlende Situationen, oder Veränderungen der Ernährungsgewohnheiten und des Schlafrhythmus können auch zu Verstopfung führen. Häufig tritt Verstopfung nach der Einnahme allopathischer Eisenpräparate (wie zum Beispiel Schwefelsulfat) auf. Eisen aus pflanzlichen Quellen, zum Beispiel Ampferwurzeln, hat selten diese Wirkung. Weitere Ursachen können der im Verlauf der Schwangerschaft zunehmende Druck auf den Darm und die Belastung der Leber durch Hormone sein. In der Schwangerschaft solltest du weder kommerziell hergestellte noch pflanzliche Abführmittel nehmen.

Vorbeugung

○ Ersetze Produkte aus weißem Auszugsmehl wie Weißbrot, Nudeln, Kekse, Kuchen, Pizza, Pfannkuchen und Brezeln durch Vollkornprodukte: Vollkornbrot und -brötchen, braunen Reis, Hafer- und andere Getreideschrote und Popcorn.

○ Erhöhe die Flüssigkeitszufuhr, indem du Suppen ißt und zwischen den Mahlzeiten Frucht- und Gemüsesäfte (wenn möglich frisch), Mixgetränke (selbstgemacht mit Yoghurt, frischem Obst und Honig) und Kräutertees trinkst.

○ Iß weniger rotes Fleisch, vor allem Geräuchertes und Gepökeltes wie Schinken, Speck und Wurst.

○ Sorge dafür, daß du dich genug bewegst. Spazierengehen, Schwimmen und Yoga sind als Vorbeugung gegen Verstopfung und viele andere Schwangerschaftsbeschwerden gar nicht hoch genug zu schätzen.

○ Das bewährte Vorbeugungsmittel meiner Mutter: Nimm dir eine feste Zeit vor, zu der du regelmäßig jeden Tag zur Toilette gehst. Wenn du es eilig hast, zur Arbeit zu kommen oder Besorgungen zu machen und dir keine Zeit zum Essen und für die Ausscheidung nimmst, ist oft Verstopfung die Folge. Normalerweise entleert sich dein Darm innerhalb einer halben Stunde nach der ersten Mahlzeit am Morgen. Wenn du unter Zeitdruck stehst, kannst du diesen Vorgang auslösen, indem du Lippen und Zunge mit den Zähnen stimulierst oder auf leeren Magen 1 Tasse heißen Kräutertee trinkst.

Mittel gegen Verstopfung

○ Nimm Kleie immer nur zusammen mit viel Flüssigkeit. Obwohl sie im allgemeinen zur Vorbeugung von Verstopfung empfohlen wird, kann sie sie sogar verursachen, da sie im Darm viel Flüssigkeit aufnimmt und so den Stuhl verhärtet.

○ Trinke Pflaumensaft, und iß getrocknete Pflaumen, die auf sanfte und unschädliche Weise stuhlerweichend wirken. Auch Rhabarber, Feigen und Ahornsirup »öffnen den Leib« und können Verstopfung beseitigen.

○ Die meisten grünen Blattgemüse wirken abführend und sind reich an Mineralien. Besonders zu empfehlen sind Weißer Gänsefuß, Melde (Guter Heinrich) und Veilchenblätter. Iß sie gekocht, oder trockne sie, und verwende sie dann als Infus.

Hautverfärbungen

Während du schwanger bist oder orale Kontrazeptiva («Pille») nimmst, können in deinem Gesicht (auf Stirn, Oberlippe, Wangen) bräunliche Flecken auftauchen. Man nennt sie Chloasmen oder Melasmen. Diese Verfärbungen verschwinden normalerweise nach der Geburt, können nach Absetzen der Pille aber noch jahrelang bestehen bleiben. Es gibt einen Zusammenhang zwischen dieser Erscheinung und erhöhten Werten bestimmter Hormone wie auch mit Folsäure- und PAB-(Para-Aminobenzoesäure) Mangelzuständen.

Vorbeugung

○ Chloasmen können auftreten oder bedeutend stärker werden, wenn du dich Sonnenlicht aussetzt. Ein PAB-Sonnenschutzmittel, ein breitkrempiger Hut oder häufiges Einreiben mit Johanniskrautöl (siehe Anhang II) kann zumindest teilweise davor schützen.

○ Unter den Nahrungsmitteln, die reich an PAB und Folsäure sind, finden sich Nährhefe, Melasse, Weizenkleie, ganze Getreidekörner, Leber, Pilze, frisches Obst und frische Gemüse.

Anämien

Folsäureanämie

Folsäure ist ein Bestandteil des Vitamin-B-Komplexes. Sie wirkt am besten zusammen mit Vitamin C und Vitamin B 12. Durch Hitze und Licht wird sie leicht zerstört. Wenn deine Blutuntersuchung einen Folsäuremangel anzeigt, versuche, in jede deiner Mahlzeiten wenigstens eine dieser Pflanzen bzw. eines dieser Nahrungsmittel mit aufzunehmen, da sie in Pflanzen nur in sehr kleinen Mengen vorkommt.

○ Die besten pflanzlichen Folsäurelieferanten sind Brunnenkresse, Petersilie, Wegwarte, Löwenzahn und Weißer Gänsefuß. (Du findest *Folsäure* in allen grünen Blättern [lateinisch: *folia*])

○ Ganze Getreidekörner, Leber und grüne Blattgemüse sind Nahrungsmittel, die Folsäure enthalten.

○ *Achtung:* EpileptikerInnen sollten mit Folsäurezusätzen in Form von Tabletten vorsichtig sein: Bei Dosen von mehr als 1 mg täglich kann es vermehrt zu Anfällen kommen.

Eisenmangelanämie

Jede Körperzelle enthält Eisen, aber der Eisenspiegel im Körper ist am einfachsten durch eine Blutuntersuchung festzustellen. Es heißt, daß jemand an Eisenmangel leidet, wenn der Hämoglobinwert der Blutprobe bei 12 oder niedriger liegt (Hämoglobin besteht zum großen Teil aus Eisen). Möglicherweise beruhen viele der Diagnosen von Eisenmangel in der Schwangerschaft auf einer Fehlinterpretation der natürlichen physiologischen Veränderungen des Körpers. Es kann sein, daß niedrigere Hämoglobinwerte, vor allem im letzten Schwangerschaftsdrittel, wenn das Blutvolumen sich stark erhöht, normal sind. Außerdem wissen die Weisen Frauen, daß der Eisenspiegel zu Beginn der Schwangerschaft bei jeder Frau verschieden hoch ist. Der Hämoglobinwert sollte am Anfang der Schwangerschaft festgestellt werden, um einen Ausgleichs- und Vergleichswert zu haben. Wenn der Wert mehr als 1 g absinkt, sollte eine Behandlung erfolgen. Häufig wird Schwefelsulfat verschrieben, um Eisenmangelanämien in der Schwangerschaft vorzubeugen oder sie zu behandeln. Es gibt viele Gründe dafür, es nicht zu nehmen: Schwefelsulfat wird vom Körper schlecht verwertet (nur zu 10 bis 30 Prozent), es belastet die Organe, die es verarbeiten und ausscheiden müssen (Leber,

Nieren, Darm), es wirkt stark verstopfend und kann Magenverstimmungen verursachen. Fehlgeburten wurden mit seinem Gebrauch in Verbindung gebracht, es kann die Nieren reizen und zu Nierenversagen führen. Die hier angegebenen Kräuter haben keine dieser schädlichen Nebenwirkungen und erhöhen den Hämoglobinspiegel des Blutes effektiver als Schwefelsulfat.

○ Ampferwurzeln
Die gelben Wurzeln vieler *Rumex*-Arten sind hervorragende, nicht verstopfende Lieferanten von gut verwertbarem Eisen. Sie können als Dekokt, Sirup oder Tinktur zubereitet werden. Nimm zur Vorbeugung täglich 1 Eßlöffel des Dekokts oder 25 bis 40 Tropfen der Tinktur. Wenn schon eine Anämie besteht, nimm die gleiche Dosis dreimal täglich. Heilpflanzenkundige benutzen Ampferwurzeln oft, um nach starken Blutverlusten das Hämoglobin wieder zu erhöhen. Ampferblätter sind auch ein gutes Gemüse.
Ampfer: Sauerampfer, krauser Ampfer, schmaler Ampfer, *Rumex patientia* u.a.

○ Andere eisenhaltige Pflanzen sind Petersilie, Brennessel, Löwenzahnwurzeln und -blätter und Kelp (siehe auch Anhang I).

○ Zu den Nahrungsmitteln, die viel Eisen liefern, gehören grüne Blattgemüse (vor allem Wildpflanzen), Melasse, Innereien (Leber, Herz, Zunge), Fisch und Austern.

○ Vitamin C unterstützt die Eisenresorption; Hagebutten und Meerrettich sind gute Vitamin-C-Lieferanten.

○ Meide Kaffee, Tee, zuviel Kleie, basenbildende Nahrungsmittel und Pflanzen, und Phosphate — sie stören die Eisenverwertung.

○ Anämie-Vorbeugungsmittel, siehe Anhang II

○ Es gibt viele Hausrezepte zur Anreicherung von Nahrungsmitteln mit Eisen, wie zum Beispiel in einen Apfel gesteckte Nägel. Während gußeiserne Pfannen wirklich Eisen an das Essen abgeben, sondern Nägel mehr als nur Eisen ab: Sie bestehen aus mehreren Metallen, von denen manche giftig sind. Diese Methode ist deswegen nicht zu empfehlen.

Muskelkrämpfe

Muskelkrämpfe in den Seiten, Waden oder Füßen treten in der späteren Schwangerschaft häufig auf und sind ziemlich unangenehm. Schuld daran ist meistens ein Kalziummangel; zu wenig Salz und schlechte Durchblutung fördern die Beschwerden. Es gibt keine handelsüblichen Medikamente gegen Muskelkrämpfe, die du in der Schwangerschaft unbedenklich nehmen könntest. Um den Kalziumbedarf zu decken und Muskelkrämpfen vorzubeugen, bedarf es sowohl einer entsprechenden Ernährung als auch Bewegung (Körperübungen und Pflanzenmittel, siehe Seite 43-44).

Vorbeugung

○ Geh zu Fuß oder schwimme so oft wie möglich.

○ Nimm an einem Yogakurs teil, oder mache zuhause Yoga- oder Dehnungsübungen, aber achte darauf, die Füße nicht zu strecken. *Vorsicht:* Bestimmte Yogaübungen sind in der Schwangerschaft nicht erlaubt.

○ Gönne dir mindestens einmal im Monat eine Ganzkörpermassage.

○ Lege die Beine öfter hoch, um Krämpfe zu vermeiden (siehe die Anweisungen auf Seite 51-52).

○ Dehne die Wadenmuskeln durch langsame Ausfallschritte. Wenn du diese Übung vor dem Schlafengehen machst, bekommst du nachts viel weniger Krämpfe. Setze einen Fuß weit vor den anderen, beuge das vordere Knie und verlagere dein Gewicht nach vorn. Laß das hintere Bein gestreckt und halte die Fersen am Boden. Du kannst dich im Gleichgewicht halten, indem du dich mit den Händen an einer Wand abstützt.

Erste Hilfe bei Muskelkrämpfen

○ Bei Wadenkrämpfen: Setze dich auf den Fußboden, strecke das Bein aus, und zieh den Fuß an (zu dir hin).

○ Bei Fußkrämpfen: Rolle mit den Füßen über eine Flasche mit einem Durchmesser von 7 bis 8 cm. Wenn du diese Krämpfe nachts hast, lege eine Flasche in Reichweite unter dein Bett.

○ Alle Arten von Muskelkrämpfen sprechen auf feuchte Wärme an.

Rückenschmerzen

Es gibt viele Faktoren, die zu Rückenschmerzen in der Schwangerschaft beitragen. Dazu gehören das zunehmende Gewicht des wachsenden Kindes, die Verlagerung des Schwerpunktes deines Körpers, die Belastung der Nieren und die Schwierigkeiten beim Hinsetzen und beim Aufstehen vom Sitzen und Liegen. Es gibt keine Medikamente zur Vorbeugung oder Behandlung von Rückenschmerzen, die in der Schwangerschaft unbedenklich wären, nicht einmal Aspirin®. Übungen, gezielte Nahrungsauswahl und der weise Gebrauch von Heilkräutern können schmerzhaften Rückenbeschwerden vorbeugen und sie lindern. Eine kräftige Bauchmuskulatur, feste Betten und harte Stühle stützen das wachsende Gewicht des Kindes und entlasten den Rücken. Regelmäßige Körperübungen und eine gute Haltung helfen dir, dich auf den neuen Körperschwerpunkt einzustellen. Kräuter können die Nieren aufbauen und stärken.

Übungen gegen Rückenschmerzen

○ Die Kuh/Katze kannst du täglich üben oder einfach dann, wenn es nötig ist. Stell dich auf einer festen Unterlage auf alle Viere (Hände und Knie). Atme ein, laß deinen Kopf hinunterhängen, und mach einen runden Rücken wie eine Katze. Atme aus, hebe den Kopf so weit es geht, und laß den Rücken wieder sinken, so daß die Wirbelsäule parallel zum Boden kommt. Beuge und strecke den Rücken weiter abwechselnd, während du regelmäßig ein- und ausatmest. Du kannst diese Übung auch im Stehen machen.

○ Drehlage-Übungen dehnen die Wirbelsäule und halten sie geschmeidig. Einmal am Tag oder so oft wie nötig lege dich auf einer festen Unterlage auf den Rücken. Zieh die Beine an den Oberkörper, und strecke die Arme im rechten Winkel seitlich aus. Kippe die angezogenen Beine nach links hinüber, drehe den Kopf nach rechts, und entspanne dich eine halbe Minute lang. Dann laß die Beine nach rechts sinken, wende den Kopf nach links, und entspanne wieder. Wiederhole die Übung ein- oder zweimal.

Weiteres zur Vorbeugung

○ Sanfte Körperübungen wie Yoga oder Tai-Chi sind der beste Schutz vor Rückenschmerzen in der Schwangerschaft.

○ Stütze beim Schlafen deine Beine, deinen Rücken und deinen Bauch mit Kissen ab.

○ Sei besonders vorsichtig, wenn du schwere Gegenstände hebst; beuge die Knie, nicht den Rücken.

○ Trage Schuhe mit flachen Absätzen, die Füße und Beine gut abstützen.

Ernährung bei Rückenschmerzen

○ Zu den Mineralien, die nötig sind, um Rückenschmerzen vorzubeugen und sie abzubauen, gehören Kalzium und Magnesium. Gute Kalziumlieferanten findest du auf Seite 43-44 beschrieben. Magnesium ist in allen frischen grünen Gemüsen und Salaten, in Äpfeln, Feigen, Weizenkeimen und in allen Samen und Nüssen, besonders Mandeln, enthalten.

○ Zitronensaft in Wasser, bis zu sechs Gläsern täglich, ist gut für die Nieren und verringert so Rückenschmerzen.

Kräuter gegen Rückenschmerzen

○ Weizengrassaft ist bei allen Leiden zu empfehlen, auch bei Rückenschmerzen. (Mehr darüber kannst du von Dr. Ann Wigmore, Hippocrates Health Institute in Boston, Mass., erfahren.) Der hellgrüne Saft der Weizensprossen enthält in großer Menge diejenigen Nährstoffe, die zur Kräftigung der Muskeln, zur Beruhigung der Nerven und für die Beweglichkeit der Wirbelsäule wichtig sind. So kannst du den Saft herstellen: Weiche Weizenkörner über Nacht in Wasser ein, und gieße das Wasser dann ab. Gib eine 2 bis 3 cm dicke Schicht Erde auf ein Backblech mit hohem Rand und breite eine Lage Körner darauf aus. Gieße das Ganze mehrmals am Tag mit Wasser. Ernte die grünen Triebe, indem du sie abschneidest, wenn sie etliche Zentimeter hoch sind. Benutze zum Pressen des Saftes einen speziellen Weizengrasentsafter, oder gib die Schößlinge mit Wasser zusammen in den Mixer, püriere sie, seihe das Ganze durch, und trinke die Flüssigkeit.

○ Zur Tonisierung der Nieren und Unterstützung der Nierenfunktion ist Brennesselinfus unübertroffen.

○Beinwellinfus liefert alle Vitamine und Mineralstoffe, die zur Vorbeugung von Rückenschmerzen notwendig sind. Außerdem ist er reich an

Aminosäuren, den Bausteinen für Eiweiße, die in großen Mengen sowohl für kräftige Bauchmuskeln als auch für gesunde Babys gebraucht werden.

○ Schachtelhalmtee hilft gegen Rückenschmerzen, indem er die Nieren stärkt und Mineralstoffe für den Aufbau der Knochen liefert.

○ Siehe Anhang I für pflanzliche Lieferanten all der Stoffe, die du brauchst, wenn du Rückenbeschwerden hast (Kalzium, Magnesium, Vitamin C, D, E und B-Komplex-Vitamine).

Erste Hilfe bei Rückenschmerzen

○ Wärme — ein warmes Bad, eine heiße Dusche, eine Wärmflasche, ein in kochendes Wasser getauchtes Handtuch — bringt in den meisten Fällen zeitweise Erleichterung.

○ Tigerbalsam, Olbas, Arnikasalbe und andere selbstgemachte oder gekaufte Einreibemittel dringen durch die Haut in das tiefe Muskelgewebe ein und können dort Verspannungen lösen und Schmerzen lindern. Sie wirken am besten, wenn du danach Anwendungen mit feuchter Wärme machst.

○ Johanniskraut
Hypericum perforatum ist bei Rückenschmerzen sehr wirksam. Die Tinktur wirkt spezifisch gegen Muskelverspannungen oder -krämpfe. Nimm in einem Glas Wasser 15 bis 25 Tropfen, bei Bedarf alle paar Stunden. Johanniskrautöl hat die einzigartige Fähigkeit, in die Nervenendigungen einzudringen und so Schmerzen zu beseitigen und Reizungen des Nervensystems zu lindern. Es wirkt wie eine chiropraktische Behandlung, aber auf einem anderen Weg: Die Nervenendigungen werden beruhigt, und die Muskeln entspannen sich. Wenn der Zug von den Muskeln aufhört, können die Wirbel an ihren Platz zurückgleiten (zur Herstellung von Johanniskrauttinktur und -öl siehe Anhang II).

Sodbrennen

Sodbrennen ist der gebräuchliche Name für Schmerzen, Hitzeempfindungen und Brennen in der Speiseröhre nach dem Essen. Es kann dazu durch nervöse Anspannung kommen, durch überschüssige Magensäure, einen zu geringen Tonus der Magenmuskulatur, die nicht mehr verhindert, daß der Nahrungsbrei in die Speiseröhre zurückfließt, oder die Lageveränderung des Magens durch die sich ausdehnende Gebärmutter. Am häufigsten tritt es in der zweiten Hälfte der Schwangerschaft auf. Die zahlreichen kommerziellen Mittel gegen Sodbrennen (wie Alka-Seltzer®, Natron und andere Antazida) sind in der Schwangerschaft kontraindiziert (nicht anwendbar). Die hier folgenden Mittel gelten alle als unschädlich und wirksam für schwangere Frauen.

Vorbeugung

○ Iß häufig kleine Mahlzeiten. Nimm dir eine Tüte Nüsse und Trockenfrüchte mit, wenn du außer Haus gehst.

○ Kauen, kauen, kauen! Und iß langsam.

○ Trinke nicht beim Essen, aber nimm zwischen den Mahlzeiten viel Flüssigkeit zu dir. Wenn du etwas zum Essen trinken mußt, versuche es mit dem frischgepreßten Saft einer 1/2 Zitrone in einem Glas Wasser.

○ Achte darauf, welche Nahrungsmittel bei dir Sodbrennen auszulösen scheinen, und streiche sie aus deinem Ernährungsplan. Fette und stark gewürzte Speisen sind für viele Frauen schwer zu verdauen.

○ Sei dir bewußt, daß Kaffee, Tee, Raffinadezucker und Zigaretten Sodbrennen verschlimmern.

○ Vermeide es, dich nach dem Essen Olegen.

○ Trinke nach oder zwischen den Mahlzeiten Anis- oder Fencheltee. Er wirkt magenstärkend und sanft verdauungsfördernd.

○ Kaue oder iß kurz nach den Mahlzeiten ein Stück Orangenschale von biologisch-organisch angebauten Orangen zur Förderung der Verdauung.

○ Iß eine kleine Menge Apfelschalen, Ananas oder, am besten von allen, Papaya nach dem Essen. Ob frische, getrocknete oder Dosenfrüchte, Saft oder sogar Tabletten, sie enthalten in jeder Form verdauungsfördernde Enzyme.

Mittel gegen Sodbrennen

○ Trinke schluckweise Yoghurt, Sahne oder Milch zur Linderung von Sodbrennen, das durch überschüssige Magensäure verursacht wird.

○ »Fliege«, um deinen Magen zu beruhigen: Sitze im Schneidersitz, und hebe und senke schnell die gestreckten Arme, so daß die Handrücken sich über deinem Kopf treffen.

○ Nimm immer ein paar Mandeln für unterwegs mit, und kaue sie langsam, um Sodbrennen zu lindern.

○ Kartoffelsaft — Der Saft aus geriebenen rohen Kartoffeln lindert und heilt starkes Sodbrennen und sogar Magengeschwüre. Trinke täglich bis zu einem 1/2 l in kleinen Mengen. Meistens lassen die Schmerzen sofort nach.

Müdigkeit und Stimmungsschwankungen

Hormonelle, emotionale, körperliche Veränderungen und alle anderen belastenden Begleitumstände der Schwangerschaft können, vor allem im letzten Schwangerschaftsdrittel, extreme Müdigkeit und emotionale Stimmungsschwankungen verursachen. Eine Hebamme gab hier folgenden Rat: «Hier ist die beste Gelegenheit, mit deinen eigenen tiefen gefühlsmäßigen Wahrheiten in Berührung zu kommen, ... deine inneren Unstimmigkeiten anzuerkennen und aufzulösen, und dein eigenes Leben neu zu erschaffen, so wie du ein anderes Leben erschaffst. Die emotionalen Veränderungen, die du in der Schwangerschaft erlebst, sollten nicht vermieden, sondern als wertvoll betrachtet werden. Sie sind läuternd und begründet. Benutze Körperübungen, Entspannung, Meditation, Ernährung und Heilpflanzen als Mittel, um dich zu kräftigen und deine Stimmung zu verbessern, aber vernachlässige nicht die emotionale und spirituelle Arbeit.»

Für Energie und Ausgeglichenheit

○ Körperübungen, regelmäßig und in Maßen und in Verbindung mit Affirmationen (Bestärkungen) und kreativer Visualisation bauen Körper und Geist auf. Zehn Minuten regelmäßiger Übung helfen mehr, Erschöpfung und Depressionen zu vermeiden, als eine gelegentliche extreme Anstrengung.

○ Tiefe Entspannung ist ein äußerst wirksames Mittel, um emotionalen und körperlichen Streß abzubauen. Du kannst eine Entspannungsübung als Pause zwischen verschiedenen Aktivitäten machen, abends direkt vorm Einschlafen oder gleich nach dem Aufwachen. Auf Seite 82-84 gibt es eine Anleitung zur vollständigen Entspannung zum Vorlesen oder auf Kassette sprechen.

○ Meditation erfrischt und zentriert (sammelt) den Geist.

○ Affirmationen, Visualisationen und verschiedene Formen aktiver oder geleiteter Meditation sind wichtige emotionale und psychische Methoden und leicht auszuführen. In der Literaturliste am Ende dieses Kapitels findest du Bücher, anhand derer du diese Techniken erlernen und anwenden kannst.

○ Nachgiebigkeit (dir selbst, nicht deinen Besessenheiten gegenüber) hilft, Erschöpfung und Depressionen zu vermeiden. Gib dir selbst Zeit zum Lesen und Entspannen, um kreativ zu sein und es dir gut gehen zu lassen. Wenn es darum geht, das Haus sauberzuhalten, für alle Frühstück zu machen, dich bei der Arbeit hervorzutun oder was immer es ist, womit du dir selbst zusetzt, geh mit deinen Ansprüchen und Schuldgefühlen streng ins Gericht — wenn dein Kind erst geboren ist, wirst du sehr viel zu tun haben, erschöpfe dich nicht schon vorher!

Ernährung und Kräuter für emotionale Stabilität

○ Während der Schwangerschaft erhöht sich der Bedarf deines Körpers an Mineralstoffen und Eiweiß stark. Ein Mangel des einen wie des anderen kann sich in einem heftigen Verlangen nach Süßigkeiten äußern. Wenn du Zucker ißt, kann das aber Blutzuckerschwankungen, Kalziummangel, Müdigkeit und Depressionen zur Folge haben. Iß keinen weißen Zucker, und schränke die Verwendung von Honig, Fruchtzucker, Ahornsirup usw. ein. Wähle eiweißreiche Zwischenmahlzeiten wie zum Beispiel Nüsse, Yoghurt, Popcorn mit Hefeflocken, Sardinen und Käse.

○ Himbeerblätter als Infus beruhigen. Um die Stimmung anzuheben und neue Energie zu sammeln, füge halb so viel oder weniger Pfefferminze hinzu.

○ Herzgespanntinktur beruhigt, ohne schläfrig zu machen, und ist deswegen eine ideale Unterstützung bei der Arbeit und zuhause, wenn Belastungen

und Streß dich zu überwältigen drohen. Nimm 5 Tropfen in einem kleinen Glas Wasser, um das emotionale Gleichgewicht wiederzufinden. Es kann bis zu einer Viertelstunde dauern, bis die ganze Wirkung einsetzt. Wenn nötig, nimm wiederholt die gleiche Dosis — in Zeiten besonderen inneren Aufruhrs etwa zweistündlich. Die Tinktur wirkt am besten, wenn du die Geschäftigkeit des Tages durch eine kleine Pause unterbrechen kannst, um dich zu strecken, zu entspannen, durchzuatmen und zu deiner Mitte zurückzufinden.
Achtung: Schränke die Verwendung der Herzgespanntinktur ein, wenn du das Gefühl bekommst, ohne sie nicht mehr durch den Tag zu kommen. Dieses beruhigende Kraut kann psychisch gewohnheitsbildend wirken.

○ Passionsblume
Passiflora incarnata sorgt für tiefen, erfrischenden Schlaf. Trinke über den Tag verteilt schluckweise bis zu einer Tasse des Infuses aus den Blättern und Blüten. Wenn nötig, kannst du vor dem Schlafengehen noch eine Tasse trinken. Wenn es für dich einfacher ist, die Tinktur zu bekommen, nimm, bevor du abends ins Bett gehst, 30 bis 50 Tropfen davon in warmem Wasser, und tagsüber ein- oder zweimal 10 bis 15 Tropfen.

Blasenentzündung

In der Schwangerschaft erhöht sich das Blutvolumen um 50 Prozent. Deine Nieren, die für die Reinigung des Blutes zuständig sind, müssen entsprechend mehr arbeiten, und dein ganzes Harnsystem wird empfindlicher für Belastungen und Entzündungen. Achte im letzten Schwangerschaftsdrittel auf Warnsignale, die auf Entzündungen der Blase oder der Harnwege hindeuten: häufiger, starker Harndrang (oft mit geringem Ergebnis), ein brennendes Gefühl beim Wasserlassen und leichte Schmerzen oder Krämpfe im Bauch. Die beste Art und Weise, mit Blasenentzündungen in der Schwangerschaft umzugehen, ist, ihnen vorzubeugen und Anfangssymptome sofort zu behandeln. Sowohl Heilkräuter als auch Medikamente, die stark genug sind, um diese Entzündungen zu beseitigen, belasten nämlich die Nieren und haben noch andere unerwünschte Nebenwirkungen. Asymptomatisch (ohne Symptome) verlaufende Blasenentzündungen, die erst bei routinemäßigen Urinuntersuchungen festgestellt werden, können mit den zuletzt genannten stärkeren Heilmitteln erfolgreich behandelt werden.

Vorbeugung

○ Trage baumwollene oder gar keine Unterwäsche, meide engsitzende Slips und -Strumpfhosen aus Polyester. Bakterien gedeihen sehr gut in der feuchten Hitze, die durch Kunstfasern entsteht.

○ Trinke tagsüber viel, und entleere die Blase sofort, wenn du den Drang dazu spürst. Im konzentrierten und zurückgehaltenen Urin entwickeln und vermehren Bakterien sich schneller.

○ Wische dich auf der Toilette von vorn nach hinten ab, und geh nach jedem Geschlechtsverkehr auf die Toilette, um zu vermeiden, daß Bakterien vom Rektum und den umliegenden Geweben auf die Blase übertragen werden.

○ Meide Schaumbäder, Badeöle und Badesalze. Sie verändern das normale Vaginalmilieu (Säure-Basen-Gleichgewicht) und erleichtern so das Bakterienwachstum.

○ Trinke im letzten Schwangerschaftsdrittel jede Woche 5 bis 10 Tassen Brennesselinfus oder Schachtelhalmtee zur Stärkung der Nieren.

○ Vitamin C trägt dazu bei, den Urin saurer zu machen und die Bakterien »auszuschwemmen«.

☆ Bärentraubenblätter
Arctostaphylos uva-ursi vernichtet Bakterien in der Blase. Ich habe erlebt, daß es chronische Blasenentzündungen, die auf Antibiotika und allopathische Standardmittel nicht ansprachen, beseitigte. Da es ein starkes Diureticum ist, muß es in der Schwangerschaft vorsichtig angewandt werden. Übergieße 30 g Bärentraubenblätter mit 1 l kochendem Wasser, und lasse sie acht Stunden ziehen. Trinke die ersten zwei Tage jeweils alle 12 Stunden 1 Tasse dieses Infuses, in schweren Fällen alle vier Stunden. Setze die Behandlung noch drei Tage mit mindestens 1 Tasse täglich fort, auch wenn die Symptome schon verschwunden sind. Nimm Bärentraubenblätter nicht länger als zehn Tage.

○ Schafgarbe
Die zusammenziehende, antibakterielle und harntreibende Wirkung von *Achillea millefolium* wird gebraucht, wenn Bärentraubenblätter allein die Entzündung nicht innerhalb von fünf Tagen beseitigen. Nimm 15 g

Schafgarbenblüten und 15 g Bärentraubenblätter auf 1 l kochendes Wasser und lasse sie acht Stunden ziehen. Trinke täglich 2 bis 3 Tassen, höchstens fünf Tage lang.
Achtung: Wacholderbeeren und Bukkostrauch sind in der Schwangerschaft kontraindiziert, weil sie die Nieren zu sehr belasten.

Hoher Blutdruck

Es gibt zwei Formen von Hypertonie (Bluthochdruck), die in der Schwangerschaft häufig auftreten: Chronische Hypertonie mit ständig erhöhten Blutdruckwerten von 130/90 oder mehr und Schwangerschaftshochdruck mit einem fortlaufenden Anstieg des Blutdrucks nach der 28. Woche. Bei beiden Arten besteht eine Gefahr vor allem für das Kind: Die Plazenta wird weniger gut mit Blut versorgt, und die Sauerstoffversorgung ist schlechter. Schwangerschaftshochdruck kann ein Anzeichen für Präeklampsie, eine schwere Erkrankung, sein (siehe Seite 71-73). Die Vorbeugungsmaßnahmen, die hier aufgelistet sind, können dazu beitragen, Hochdruck allgemein vorzubeugen und sind Bestandteil eines Behandlungsprogramms für diese beiden Formen. Die Mittel gegen Bluthochdruck sind von Nutzen, wann immer der Blutdruck erhöht ist. Sie sind nach zunehmender Stärke geordnet.

Vorbeugung

○ Vermeide Stimulanzien wie stark gewürzte oder scharfe Speisen, Schwarztee, Kaffee, Colagetränke, Nikotin, Kokain und anregende Appetitzügler.

○ Trinke regelmäßig Brennessel- oder Himbeerblätterinfuse.

○ Körperliche Bewegung/Sport ist eines der besten Mittel zur Verhinderung von hohem Blutdruck. Dabei wird mehr Blut durch die Adern bewegt, diese dehnen und öffnen sich weiter und senken dadurch den Blutdruck. Am wirksamsten sind Übungen, bei denen du ins Schwitzen kommst und die den Herzschlag beschleunigen. Es ist besser, während der ganzen Schwangerschaft regelmäßig etwas zu tun, als später in letzter Minute hektische Versuche zur Senkung des erhöhten Butdrucks zu unternehmen.

○ Emotionaler Streß kann den Blutdruck kurzzeitig oder längerfristig erhöhen. Es sind weniger die Emotionen, die belastend wirken, als der Versuch, sie zu vermeiden und zu leugnen, der zu Konflikten mit der Realität deiner inneren Gefühle führt. Eine vertraute Person oder ein geschützter Platz, wo du die verwirrenden, wütend und unglücklich machenden Gefühlsaspekte deiner Schwangerschaft ungehindert ausdrücken kannst, sind wichtig, um hohem Blutdruck vorzubeugen.

○ Übergewicht ist mit erhöhtem Blutdruck verbunden, andererseits kann die Angst, zuviel zuzunehmen, auch zu hohem Blutdruck beitragen. Eine vernünftige Ernährung mit hohem Nährwert, die viel komplexe Kohlenhydrate und wenig behandelte Nahrungsmittel enthält, hilft, zu starke Gewichtszunahme, Sorgen über das Gewicht und Bluthochdruck zu verhindern. *Beachte:* Fälschlich erhöhte Blutdruckwerte können dadurch zustande kommen, daß die zum Messen verwendete Manschette zu klein ist.

Mittel gegen Bluthochdruck

○ Biofeedback, positive Affirmationen und Visualisationsübungen können zu hohen Blutdruck mit Sicherheit senken. Stell dir mehrmals täglich fünf Minuten lang deine sich erweiternden Blutgefäße bildlich vor. Wiederhole: »Mein Blutdruck ist jetzt normal.« Tiefe Entspannung steigert die Wirksamkeit dieser Methoden.

○ Knoblauch, Petersilie und Zwiebeln helfen, den Blutdruck zu senken. Die beste Wirkung erreichst du, wenn du sie in großen Mengen roh ißt. Bei manchen Frauen wirken auch Knoblauchölkapseln, je nach Schwere des Hochdrucks in Dosen von 2 bis 10 Stück täglich.

○ Gurken sind für ihre blutdrucksenkenden Eigenschaften berühmt. Eine 1/2 Tasse Gurkensaft oder eine ganze rohe Gurke täglich ist die empfohlene Menge. Überreife, gelbliche Gurken sind am besten. Gurken lindern auch Verstopfung und stärken die Nieren.

○ Der Saft einer 1/2 Zitrone oder Limone zusammen mit 2 Teelöffeln Weinstein in einem halben Glass Wasser aufgelöst und drei Tage lang einmal täglich getrunken, senkt hohen Blutdruck in der Schwangerschaft auf unbedenkliche Weise. Wenn nötig, nach einer Pause von zwei Tagen wiederholen.

○ Hopfen

Ein einfacher Tee aus dem bitter schmeckenden, schlaffördernden *Humulus lupulus* ist stark genug, um Hochdruck zu senken und kann trotzdem in den letzten Monaten der Schwangerschaft unbedenklich jeden Abend getrunken werden, wenn es nötig ist.
Achtung: Hopfen soll wegen der Hormonvorstufen, die er enthält, nicht regelmäßig die ganze Schwangerschaft hindurch und nicht im ersten Schwangerschaftsdrittel getrunken werden.

☆ Passionsblume

Passiflora incarnata ist eine Kletterpflanze, die auf der ganzen Welt für ihre beruhigende und heilende Wirkung bekannt ist. Nach Aussage von Hebammen ist eine Dosis von täglich 2 bis 4 Kapseln oder dreimal täglich 15 Tropfen der Tinktur zur erfolgreichen Behandlung von Hypertonie ausreichend. Obwohl der Blutdruck schnell auf normale Werte zurückgehen kann, solltest du Passionsblume mehrere Wochen lang nehmen, um den größtmöglichen Nutzen daraus zu ziehen.

☆ Weißdorn

Crataegus oxyacantha ist ein starkes, unschädliches blutdrucksenkendes Mittel. Die Weißdornbeeren wirken kumulativ und müssen deshalb über längere Zeiträume genommen werden, um ihre volle Wirkung zu entfalten. Sie werden eher bei essentieller Hypertonie (Bluthochdruck ohne erkennbare organische Ursache, die häufigste Form) als bei Schwangerschaftshochdruck angewandt. Die übliche Form der Zubereitung ist folgende: 30 g zerstoßene, getrocknete Beeren werden über Nacht in 1/2 l kaltem Wasser eingeweicht, dann schnell zum Kochen gebracht und abgeseiht. Trinke täglich 1 Tasse schluckweise über den Tag verteilt. Die Dosierung für die Tinktur ist 15 Tropfen zwei bis dreimal täglich.

Präeklampsie

Die schwerste und gleichzeitig die am leichtesten zu vermeidende Komplikation in der Schwangerschaft ist Präeklampsie, auch Schwangerschaftstoxikose genannt. Die Symptome (Ödeme, Bluthochdruck und Eiweiß im Urin) treten nach der 20., oft erst nach der 30. Schwangerschaftswoche auf. Die moderne wissenschaftliche Medizin weiß nicht, wodurch Präeklampsie verursacht wird. Die Weisen Frauen sehen einen starken Zusammenhang zwischen Defiziten in der Ernährung der werdenden Mutter und

dem Auftreten von Präeklampsie. Dieser Zusammenhang ist deutlich genug, um sagen zu können, daß Präeklampsie (und Eklampsie, Toxikose mit Krampfzuständen der Mutter) das Ergebnis von Ernährungsmängeln ist.
Nutze die Informationen über Pflanzen und Ernährung in diesem Abschnitt, um das Auftreten von Präeklampsie zu verhindern. Wenn bei dir eine Präeklampsie festgestellt worden ist, verwende diese Mittel nur in Verbindung mit dem Rat von sachkundigen, professionellen HelferInnen. *Achtung:* Wenn Präeklampsie nicht richtig behandelt wird, kann sie zu Leberschäden und zum Tod führen.

Vorbeugung

○ Nimm täglich 60 bis 80 g Eiweiß zu dir. Eiweiß ist notwendig zum Aufbau des wachsenden Fetus, der Gebärmutter und der Plazenta. 3 Tassen (3/4 l) Milch, 4 Eier, 2 Tassen gekochte Bohnen, 60 g Nüsse oder 120 g Fisch, Fleisch oder Käse enthalten ungefähr 25 g Eiweiß.

○ Nimm Salz (möglichst Meersalz) nach Geschmack. Die Salzaufnahme während der Schwangerschaft einzuschränken, hilft nicht viel zur Vermeidung geschwollener Knöchel und Finger. Salzmangel kann Präeklampsie verursachen.

○ Iß kalziumreiche Nahrungsmittel. Bei einer Untersuchung über das weltweite Auftreten von Eklampsie hat sich herausgestellt, daß die Eklampsierate in den Ländern mit der niedrigsten Kalziummenge in der Nahrung am höchsten war. 1000 mg Kalzium täglich sind während der Schwangerschaft ein Minimum (siehe Seite 43-44).

○ Achte auf ausreichende Kalorienzufuhr. In der Schwangerschaft brauchst du täglich mindestens 2400 Kalorien / 5860 Joule.

○ Nimm die ganze Schwangerschaft hindurch Himbeerblätter, Brennnessel und Löwenzahn zum Aufbau und zur Stärkung (siehe Seiten 40-44).

Mittel gegen Präeklampsie

○ Sorge dafür, daß deinem Körper eine erhöhte Kaliummenge zur Verfügung steht. Kaliumzusätze sind Standardmittel bei der allopathischen Behandlung von Präeklampsie, da sie den Blutdruck stabilisieren und Ödeme abbauen können. Weise Frauen empfehlen Kalium, weil es die

Funktion der Organe bzw. Organsysteme, die durch Präeklampsie belastet werden (d.h. Leber, Nieren und Nervensystem), unterstützt und belebt. Kartoffelschalen und Bananen sind außerordentlich kaliumreich; auch Minze, Wegwarte und Löwenzahn enthalten große Mengen an Kalium.
(In Anhang II findest du weitere kaliumreiche Pflanzen.)

○ Roher Rote-Beete-Saft stabilisiert das Natrium/Kalium-Verhältnis im Blut. Trinke davon bis zu 120 g täglich. Auf diese Weise kannst du auch schnell und effektiv die Menge des im Körper verfügbaren Kalziums erhöhen. Wenn du keinen Entsafter hast oder benutzen kannst, reibe eine Knolle Rote Beete und einen Apfel zusammen als sättigende und knackige Zwischenmahlzeit.

☆ Stell das normale Gleichgewicht von Natrium und Kalium in deinen Körperflüssigkeiten wieder her, und sorge für gutes Funktionieren deiner Leber und deines Nervensystems durch die Einnahme von B-Vitaminen. Nimm täglich 100 mg Vitamin B 6 zusammen mit einem hochwirksamen B-Komplex-Zusatzmittel, oder iß Hefeflocken, Eigelb, Bienenpollen und ganze Getreidekörner.

☆ 3 Eßlöffel pulverisierte Spirulina- (oder Chorella-) Algen täglich der Nahrung zugesetzt liefern deinem Körper Eiweiß und Mineralstoffe.

☆ Löwenzahnblätter
Taraxacum officinale findest du leicht auf Wiesen, Rasenflächen und freien Plätzen, und es gibt wenige Nahrungsmittel oder Heilpflanzen, die für die Behandlung von Präeklampsie und zur Stärkung der Leber besser wären. (Wenn die Leber nicht richtig arbeitet, kann das sowohl ein Symptom von als auch eine Ursache für Präeklampsie sein.)

Löwenzahn stärkt und heilt nicht nur die Leber sondern unterstützt auch die Nierenfunktion und liefert Kalzium und Kalium. Die Gesamtheit dieser Eigenschaften macht Löwenzahn zu einer entscheidend wichtigen Heilpflanze bei der Vorbeugung und Behandlung von Präeklampsie.

Du kannst getrocknete Löwenzahnblätter als Infus zubereiten (täglich 2 oder mehr Tassen), aber am besten ist es, einfach regelmäßig frischen Löwenzahn gekocht oder als Salat zu essen. 90 g gekochte Löwenzahnblätter enthalten 12.000 IE Vitamin A, 48 mg Vitamin C, 140 mg Kalzium,

230 mg Kalium, 1,8 mg Eisen, Cholin (wichtig für die Leber), Vitamin B 1 und B 2 und viele Spurenelemente. Hast du Löwenzahnblätter probiert, und sie waren zu bitter für deinen Geschmack? Glaubst du, du könntest Löwenzahn nur im Frühling essen? Richtig zubereitet sind Löwenzahnblätter köstlich, und sie können das ganze Jahr über gesammelt und gegessen werden. »Löwenzahn auf italienische Art« ist mein Lieblingsrezept. Du kannst es warm oder kalt essen, leicht in größeren Mengen zubereiten und bis zu zwei Wochen im Kühlschrank aufbewahren. Der Person, die die so zubereiteten Löwenzahnblätter nicht mag, muß ich erst noch begegnen! (siehe Anhang II)

Hirtentäschel

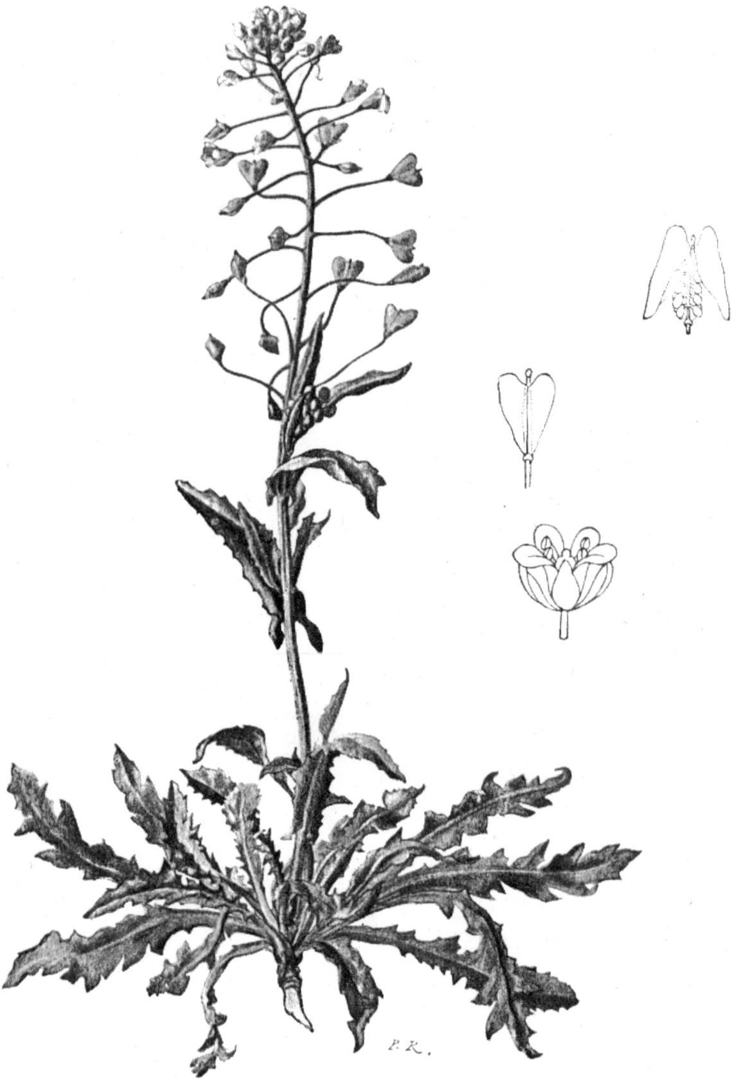

Geburt

Die Geburt selbst, der Höhepunkt des Schwangerschaftsjahres, lag in allen Kulturen und zu allen Zeiten in den Händen der Weisen Frauen — mit Ausnahme der modernen westlichen Zivilisation. Die Fülle des Wissens über Heilpflanzen und Methoden, die in allen Phasen der Geburt unterstützend und helfend beistehen, ist wohlerhalten und umfassend. Was ich hier zusammengestellt habe, richtet sich sowohl an deine Hebamme oder deine GeburtshelferInnen wie an dich selbst. Laß sie/ihn daran teilhaben, wenn du bei der Geburt Medikamente vermeiden willst.

Nicht zugelassene Hebammen, Laienhebammen, Großmütter als Hebammen — alle greifen auf die Hilfe pflanzlicher Mittel zurück. Ich möchte noch einmal den vielen Hebammen danken, die durch Erfahrungen und Beobachtungen zu diesem Kräuterbuch der Weisen Frauen beigetragen haben. Sie erinnern mich daran, euch zu sagen, daß sie Pflanzen Medikamenten gegenüber vorziehen (obwohl viele von ihnen anfangs skeptisch waren). Sie haben festgestellt, daß Pflanzenmittel bei Mutter und Kind weniger Nebenwirkungen haben, daß die Energien von Pflanzen außerordentlich gut mit den Energien der Geburt harmonieren und daß Gelbsucht bei durch Heilkräuter unterstützten Geburten viel seltener auftritt.

Hebammen, die sich strikt nur auf Medikamente verlassen, sagten zu mir, daß sie »nicht herumspielen wollen mit Mitteln, die vielleicht nicht funktionieren«. Ich verstehe ihr Bedürfnis, Notfällen mit erprobten und verläßlichen Mitteln zu begegnen. Ich schlage ihnen deshalb vor, unter entspannteren Umständen mit Heilkräutern zu experimentieren und so ein Verständnis für und Vertrauen in Pflanzenmittel zu erwerben, bevor sie sie bei Geburten einsetzen.
Europäische Informantinnen für dieses Kapital waren vor allem die Hebammen, die mit dem Genfer Frauengesundheitszentrum und der »Maternité du Parc Rambot« (Frankreich) zusammenarbeiten.

Vor Beginn der Wehen

Steißlage

Zwischen der 20. und 34. Woche können die Hebamme oder andere professionelle GeburtshelferInnen die Lage des Kindes feststellen. Wenn es nicht mit dem Kopf nach unten liegt, können diese Mittel es unter Umständen dazu bringen, sich zu drehen. Es ist einfacher, wenn das Kind noch kleiner ist, versuche es also frühzeitig. Vergiß aber nicht, daß das Kind sich bis zur 28. bis 30. Woche viel bewegt und so deine Bemühungen wieder zunichte machen kann.

Mittel gegen ungünstige Geburtspositionen

☆ Die wirksamste Do-it-yourself-Methode, um ein Kind in Steißlage zu wenden, ist Kopfstand unter Wasser zu machen, zum Beispiel in einem Schwimmbecken! Halte den Atem an, tauche kopfüber ins Wasser, und stütze dich einige Sekunden oder länger, die Arme angewinkelt, auf den Händen ab.

○ Umkehrlagen: Lege dich so hin, daß dein Becken 30 bis 45 cm höher liegt als deine Schultern. Mach das zwei- oder dreimal täglich, nicht länger als zwanzig Minuten. Beginne in der 28. Woche, und setze die Übung nur so lange fort, bis das Kind sich gedreht hat und mit dem Kopf nach unten liegen bleibt.

○ Visualisationen sind ein ausgezeichnetes Mittel zur Korrektur von Steißlagen. Es braucht nicht zeitraubend zu sein; zweimal am Tag fünf Minuten Ruhe, während derer du dir das Kind mit dem Kopf nach unten in deiner Gebärmutter liegend vorstellst, sind genug. Denk daran, daß du in den Visualisationen versuchst, dir das gewünschte Ergebnis als bestehende Realität vorzustellen, nicht den Prozeß der Veränderung oder Entstehung. Visualisationen erhöhen die Wirksamkeit aller anderen Mittel.

○ Das homöopathische Mittel bei Lageanomalien ist *Pulsatilla* C 30.

○ Häufiges Schwimmen kann dein Kind dazu bringen, sich zu drehen.

☆ Indirektes Moxen (Verbrennen von Beifuß) auf Blase 67 (einem Akupunkturpunkt) kann zur Wendung bei Steißlage führen. Blase 67 ist ein Punkt an der Außenseite des kleinen Zehs, gleich neben dem Nagel. Wenn Moxabehandlung nicht möglich ist, hilft manchmal auch Fingerdruck. Es ist am besten, die Hilfe von jemandem in Anspruch zu nehmen, die/der in dieser Technik ausgebildet ist (AkupunkteurIn, ShiatsutherapeutIn o.ä.).

○ Sammle Beifuß während des Junivollmonds; trockne ihn und lagere ihn zwei Jahre lang. Dann zerkleinere ihn fein und forme daraus Moxastäbchen oder -kegel.

○ Vor der 36. Woche kann das Kind unter Umständen durch bestimmte Griffe von außen gedreht werden. Eine richtig durchgeführte »äußere Wendung« ist weder gewaltsam noch schmerzhaft. Suche eine erfahrene Helferin oder einen Helfer, wenn du diese Methode anwenden willst. Während das Kind gedreht wird, sollten die ganze Zeit die Herztöne abgehört werden.

Vorwehen

Die Weisen Frauen halten frühe Wehen, die bis zu einer Woche vor der Geburt auftreten können, für hilfreich. Weise Frauen erkennen die zyklischen Muster des Geburtsverlaufs und erinnern uns daran, daß Vorwehen den Organismus auf die Geburt einstimmen und die Gebärmutter tonisieren. Wenn du frühe Wehen hast, ist es wichtig, regelmäßig zu essen und zu schlafen. Verwende, falls das nötig ist, die folgenden Mittel, um Beschwerden zu lindern.

○ Wenn du aufgrund von Wehenschmerzen nicht schlafen kannst, versuche es mit einem heißen Bad und einem Schluck Whisky oder einem Schluck eines anderen alkoholischen Getränks, direkt bevor du schlafen gehst.

○ Nimm Lobelientinktur zur Linderung der Beschwerden bei Vorwehen. Die Dosis muß groß genug sein, um entspannend zu wirken; in kleinen Dosen ist Lobelie anregend. 30 bis 60 Tropfen einmal, oder zweimal im Abstand von fünfzehn Minuten, sind eine normalerweise wirksame Dosis. Bei Bedarf kannst du die Gabe wiederholen.

○ Nimm 5 Tropfen Herzgespanntinktur oder 25 bis 30 Tropfen Johanniskrauttinktur in halbstündigen Intervallen, um Schmerzen bei Vorwehen zu lindern.

○ Die wichtigsten homöopathischen Medikamente sind *Belladonna, Calcerea Carbonica, Caulophyllum* und *Pulsatilla*. Wähle das jeweils passende Mittel anhand der Persönlichkeit der Frau und der individuellen Umstände. Stelle die Verdünnung nach der Beschreibung auf Seite 46 her.

☆ *Achtung:* Suche sofort Rat und Hilfe, wenn du vor der 37. Woche Wehen bekommst.

Vorzeitiger Blasensprung

Der Blasensprung oder das Abgehen des Fruchtwassers geschieht gewöhnlich, wenn die Wehen schon im Gang sind. Passiert es, bevor die Wehen einsetzen, erhöht sich das Infektionsrisiko für Mutter und Kind stark. In der Annahme, daß die Wahrscheinlichkeit des Auftretens von Infektionen um so größer ist, je mehr Zeit verstreicht, leiten allopathische GeburtshelferInnen die Geburt nach zwölf bis vierundzwanzig Stunden ein. Das Infektionsrisiko ist bei Geburten in Krankenhäusern jedoch viel höher als bei Hausgeburten. Da Hebammen, die in der Tradition der Weisen Frauen stehen, einen natürlichen Beginn der Geburt für sehr wünschenswert halten, warten sie ab und leiten die Geburt nicht ein. Jeder Tag, an dem es im Mutterleib weiter wachsen kann, ist vorteilhaft für das Kind. Eine Untersuchung von Lewis Mehl zeigte, daß es bei vorzeitigem Abgang des Fruchtwassers zwar ein erhöhtes Infektionsrisiko gibt, aber erst nach vier Tagen ohne Wehen. Wenn du dich dafür entscheidest, abzuwarten, sei extrem heikel, was deine Hygiene angeht. Führe nichts in die Vagina ein, wenn die Fruchtblase gesprungen ist.

○ Versuche alle Bakterien zu überlisten, die nach warmen, dunklen, feuchten Wohnstätten suchen. Wenn du auf die Toilette gehst, benutze »sterilisiertes« Toilettenpaper (eine Rolle bei 200 Grad Celsius eine Stunde lang im Backofen erhitzen), oder benutze Wasser zum Abspülen, und tupfe dich danach trocken. Als zusätzlichen Schutz kannst du einen Eßlöffel Calendulatinktur in 1 l Wasser geben und es zum Abspülen oder Bespritzen nehmen. Keine Bäder, keinen Geschlechtsverkehr, keine vaginalen Untersuchungen — keine Freifahrt für Bakterien!

○ Zusätzliche Gaben von Vitamin C und E helfen, Infektionen und Blutungen vorzubeugen.

○ Nimm zwei- bis dreimal täglich 5 bis 10 Tropfen *Echinacea*tinktur zur Infektionsprophylaxe.

○ Die Fruchtblase kann sich spontan oder mit Unterstützung wieder schließen. Um dies zu fördern, lege dich sofort hin. Bewege dich so wenig wie möglich, und bleibe die nächsten achtundvierzig Stunden im Bett. Beobachte und benutze die Kraft deiner Gedanken und Vorstellungen. Konzentriere dich auf die Empfindung der Fruchtblase. Visualisiere die Risse als geschlossen und das Fruchtwasser und dein Kind sicher in der jetzt heilen Fruchtblase ruhend. Trinke Brennessel-, Beinwell- oder Veilchenblättertee, um den Heilungsprozeß zu unterstützen. Schau nicht nach, um zu sehen, was passiert. Achte »hysterisch« auf Hygiene. Suche den Rat einer Weisen Frau.

Geburtsreife

Bevor die natürliche Wehentätigkeit beginnt, muß die Zervix »reifen«. Deine Finger können dir sagen, ob es soweit ist. Vorher fühlt der Muttermund sich wie deine Nasenspitze an, wenn sie »reift«, wird er weicher, eher zungenartig. Wenn die Geburt eingeleitet werden muß, bevor der Zustand der Geburtsreife erreicht ist, können diese zwei Heilkräuter, einzeln oder zusammen, den Prozeß beschleunigen. *Achtung:* Führe weder deine Finger noch sonst irgend etwas in die Vagina ein, wenn die Fruchtblase nicht mehr intakt ist. (Die Hebamme kann mit sterilen Handschuhen eine innere Untersuchung vornehmen.)

○ Nachtkerzenöl, bis zu einer Woche lang täglich 3 Kapseln, kann die Geburtsreife fördern.

○ Schwarze Schlangenwurzeltinktur, stündlich 10 Tropfen unter die Zunge, zeigt innerhalb von 3 bis 4 Stunden eine deutliche Wirkung auf die Zervix. Nimm es so lange, bis die Zervix ganz »reif« und weich ist.

☆ Stimulierung der Brustwarzen ist sehr wirksam zur Förderung der Geburtsreife und zum Auslösen von Wehen. Lasse jemanden kontinuierlich an deinen Brustwarzen saugen, oder reibe die Brustwarze zwischen Daumen und Zeigefinger. Eventuell mußt du das mehrere Stunden lang fortsetzen, bis die Wehen regelmäßig kommen. Du kannst ruhig während einer Wehe aufhören und dann, wenn sie abklingt, wieder beginnen.

Wehen auslösen

Die Heilpflanzen zur Auslösung der Wehentätigkeit sind hier nach zunehmender Stärke geordnet. Mit Ausnahme von Rhizinusöl (und die

Meinungen darüber gehen auseinander) wirken sie nicht, solange die Geburtsreife nicht erreicht ist. *Achtung:* Versuche nicht, Wehen auszulösen, bevor das Kind nicht mindestens 37 Wochen alt ist.

○ Bringe die Gebärmutter dazu, sich zusammenzuziehen, indem du dir »vorstellst«, daß sie es tut. Versuche nicht, das Gefühl zu beschleunigen oder herbeizuzwingen, laß es einfach von alleine aufkommen. Wenn dein Verstand sich Sorgen macht oder sich auf das Problem konzentriert, löse dich davon sanft, indem du affirmierst, daß die Wehen begonnen haben und daß du sie sehr bald spüren wirst. Wie alle Visualisationen funktioniert auch diese sehr gut in Verbindung mit den anderen Mitteln.

○ Homöopathische Heilmittel sind sehr wirksam, um Wehen auszulösen und aufrechtzuerhalten, wenn du das Mittel individuell und spezifisch wählst. Achte dabei besonders auf die psychische Verfassung der schwangeren Frau. Wenn sie aufgeregt, ängstlich und sehr emotional ist, versuche es mit *Cimicifuga*. Wenn sie glaubt, sie würde bei der Geburt sterben, versuche *Aconitum*. Wenn du den Eindruck hast, sie ist von Lampenfieber wie gelähmt, versuche *Gelsemium*. Stelle die Verdünnung wie auf Seite 46 beschrieben her.

○ Du kannst Wehen durch Stimulierung der Gebärmutter auslösen. Reibe den Bauch sanft und ausdauernd, mit oder ohne Öl. Mach ein Infus aus Blauem Hahnenfuß und wende es als Einlauf an. Habe einen Orgasmus. Reibe und kneife sanft die Brustwarzen. Alle diese Mittel fördern auf ungefährliche und wirksame Weise Gebärmutterkontraktionen.

☆ Rhizinusöl, ein von Edgar Cayce sehr häufig empfohlenes pflanzliches Mittel, wird innerlich und äußerlich angewendet, um die Gebärmutter anzuregen, die Zervix zu erweichen und das Auslösen der Wehen zu unterstützen.
Wenn die Zervix reif ist und die Wehen nahe scheinen, reibe den Bauch mit Rhizinusöl ein, und bedecke ihn mit einem warmen Handtuch.
Oder benutze es als anregendes Abführmittel. Verschiedene Hebammen dosieren und verabreichen Rhizinusöl zur Auslösung der Wehen auf ganz unterschiedliche Weise, aber in irgendeiner Form verwenden tut es eigentlich jede. 60 g Rhizinusöl, 60 g Wodka und 60 g (oder mehr) Orangensaft ist eine übliche Dosis. Oft wird danach eine heiße Dusche genommen. Nimm eine zweite Dosis nach einer Stunde, und mache einen Einlauf. Nach einer weiteren Stunde wird eine dritte Dosis genommen

und noch einmal heiß geduscht. Wenn alles in Ordnung ist, werden die Wehen drei bis fünf Stunden nach der letzten Einnahme einsetzen.

☆ Blauer-Hahnenfuß-Tinktur, 3 bis 8 Tropfen in einem Glas warmem Wasser, wirkt hier sehr gut. Wiederhole das alle halbe Stunde, so lange, bis die Wehen regelmäßig kommen. Wenn die Geburt nach vier Stunden nicht im Gange ist, gib stündlich eine Pipette voll (ca. 25 Tropfen) der Tinktur unter die Zunge. Mach das weitere vier Stunden lang, oder bis die Wehen kräftig und beständig sind.

☆ Sehr oft werden als ungefährliche und verläßliche Mittel zur Auslösung der Wehen selbstgemachte oder im Handel erhältliche pflanzliche Wehentinkturen aus Blauem Hahnenfuß und weiteren unterstützenden Kräutern verwendet. Folge den Anweisungen auf der Flasche oder nimm stündlich 10 Tropfen, bis die Wehen beginnen. Eine Hebamme gibt jede Stunde eine Dosis der Wehentinktur und jede halbe Stunde ein homöopathisches Mittel. Sie sagt, diese Methode führe innerhalb von fünf Stunden zu einer gleichmäßigen Wehentätigkeit. Wenn du eine Wehentinktur benutzt, bauen sich die Wehen langsam auf, höre mit der Einnahme erst auf, wenn sie regelmäßig kommen (siehe Wehentinktur im Anhang II).

Während der Geburt

»Je mehr Erfahrung du darin hast, Frauen bei der Geburt beizustehen, desto bescheidener wirst du, denn nichts kann das Unerwartete ausschließen und die Überraschungen der ursprünglichen, äußerst geheimnisvollen Lebenskraft.« (Rina Nissim)

Verzögerte Wehentätigkeit

Es ist von entscheidender Bedeutung, herauszufinden, warum eine Geburt nicht vorangeht, bevor du irgendwelche Mittel — abgesehen von Entspannung — einsetzt. Oxytocinartig wirkende Heilpflanzen sind so stark, daß sie dem Kind oder der Mutter schaden können, wenn ein relatives Mißverhältnis oder ein anderes Geburtshindernis vorliegt. Die Mittel sind nach zunehmender Stärke geordnet.

Entspannung

○ Anspannung und Angst können die Wehen verlangsamen oder zum Stillstand bringen. Unterstützung von geliebten Menschen, Anleitung zu

Atemtechniken (Atemzug für Atemzug), Kenntnis der Geburtsphasen, die Möglichkeit, häufig die Stellung zu wechseln und herumzugehen, Massage, Meditation, Musik und Beistand (nicht: auf etwas bestehen) von den Personen, die die Geburt begleiten, fördern kräftige Kontraktionen, normale Wehen und eine schnelle Entbindung.

○ Kalziumlaktattabletten, 5 Stück oder mehr, ein- oder zweimalig eingenommen, wirken entspannungsfördernd und unterstützen eine normale Wehentätigkeit. Genauso hilft warme Milch.

○ Ein Glas Wein oder Bier und heitere Gesellschaft fördern Entspannung und das Wiedereinsetzen der Wehen.

○ Anleitung zur Entspannung (zum Vorlesen, langsam lesen!):
Erlaube dir, es dir so bequem wie möglich zu machen. Spüre alle Flächen, mit denen dein Körper das Bett (den Stuhl, den Boden) berührt. Ein schützender Kreis umgibt dich jetzt. Nur Einflüsse, die dir gut tun, können in ihn eindringen. Bitte deine geistigen FührerInnen, hier anwesend zu sein. Sie teilen dir ihre Geduld, ihre Weisheit, ihre Stärke mit. Konzentriere dich auf deinen Atem. Laß den Atem zu deinen Zehen hinausströmen, und lasse die Zehen sich entspannen. Atme bis in die Fußknöchel hinein, dann laß den Atem durch die Knöchel ausströmen und jegliche Anspannung mit sich nehmen. Spüre, wie der Atem deine Unterschenkel ausfüllt und dann ausströmt, während sie sich entspannen. Atme durch deine Knie ein und aus. Entspanne die Muskeln und Knochen deiner Oberschenkel, während du ein- und ausatmest. Entspanne die Vorderseiten der Oberschenkel, die Außenseiten der Oberschenkel, die Rückseiten der Oberschenkel, die Innenseiten der Oberschenkel. Schicke deinen Atem ganz bis in deine Hüftgelenke hinein, und laß sie sich entspannen, während der Atem ausströmt. Spüre das ganze rechte Bein, vom Oberschenkel bis in die Zehen, getragen von der Schwerkraft, von der Erde in einer warmen Umarmung gehalten. Gib deinem rechten Bein die Anweisung, vollkommen loszulassen. Spüre die tiefe Entspannung des linken Beines, vom Oberschenkel bis zum Fuß. Überlasse dein Bein der Liebkosung der Schwerkraft. Sage zu beiden Beinen: »Ich liebe euch. Ich ehre euch.« Denke an alles, was deine Beine für dich tun. Sage ihnen: »Ihr könnt euch jetzt vollkommen entspannen. Ich verlange nichts von euch.«
Atme durch deine Fingerspitzen aus, und erlaube ihnen, ganz empfindsam zu werden. Laß den Atem durch deine Hände strömen und sie

entspannen. Atme in deine Handgelenke hinein. Laß den Ausatem die Spannung in ihnen lösen. Spüre den Atem in deinen Unterarmen, und sage zu ihnen: »Entspannt euch.« Laß deine Ellbogen und Oberarme sich entspannen, während du ausatmest. Dann die Schultern, atme mehrmals durch deine Schultern, bis sie sich frei von Belastungen und Verantwortlichkeiten fühlen. Erlaube dir, das Gefühl der Entspannung in deinem ganzen rechten Arm zu spüren, von der Schulter bis zu den Fingerspitzen. Atme durch den ganzen Arm hindurch. Spüre deinen linken Arm, und sage ihm noch einmal, er solle sich entspannen, während du ausatmest. Laß deinen linken Arm genauso entspannt sein wie dein linkes Bein und deinen rechten Arm so entspannt wie das rechte Bein. Danke deinen Armen, und streichle sie mit liebevoller Aufmerksamkeit. Überlasse sie der Schwerkraft. Laß sie jetzt los.

Atme durch dein Becken und deinen Bauch aus. Laß deinen Darm sich mit jedem Atemzug entspannen. Atme durch deine Blase aus, und lasse sie sich entspannen. Atme durch deine Gebärmutter aus, und laß jegliche Spannung in ihr mit dem Atem hinausströmen. (Du brauchst keine Angst davor zu haben, die Gebäurmutter zu entspannen — die Wehen entspringen nicht einem angespannten Zustand.) Überlasse das Gewicht deiner Gebärmutter der Schwerkraft. Spüre die Bewegung deines Atems in der Gebärmutter, eine ruhige, rhythmische Schwingung. Atme hell und leicht ein, und atme sanft und tief aus. Laß vollständig los, und spüre, wie die Erde dich trägt.

Atme aus, und entspanne die Nieren und mit ihnen die Nebennieren. Entspanne deinen Magen. Atme durch die Leber aus. Spüre den Atem in deinem Brustkorb, und laß deine Lungen sich frei und leicht bewegen. Laß dein Herz entspannt sein. Spüre die Muskeln und Knochen deines Körpers und die Organe, leicht und sicher im Körperinnern. Während du den Atem einfach kommen und gehen läßt, atme durch jeden Wirbel ein und aus. Spüre, wie die Nerven sich in ihren Umhüllungen entspannen. Entspanne alle Muskeln des Rückens.

Atme in deinen Unterkiefer hinein, und entspanne ihn völlig, während du ausatmest. Laß die Muskeln rund um den Mund sich entspannen. Atme ohne Anstrengung. Entspanne deine Ohren und deine Wangen mit dem Atem. Laß die Muskeln rund um die Augen sich vollkommen entspannen. Atme durch die Augen aus. Danke deinen Augen und deinem Mund, deinen Ohren und deiner Nase für den Schutz und für die Freuden, die sie dir geben. Laß dein Gesicht sich lösen. Niemand schaut zu. Niemand wird es sehen. Überlasse es völlig der mütterlichen Berührung der Schwerkraft. Die Stirn und die Kopfhaut, selbst die Haare, laß alles los, laß alles sich entspannen. Erlaube dir, offen zu sein. Erlaube dir, ganz zu sein.

Mittel gegen Wehenstillstand

○ Hebammen in Asien setzen Fingerdruck, Akupunktur (Nadeln) oder indirekte Moxibustion auf dem Punkt Blase 67 als Methode ein, um Wehen wieder in Gang zu bringen, die Kontraktionen zu verstärken und das Becken zu öffnen und zu weiten. (Siehe Seite 76).

○ Jakobskreuzkraut

Senecio jacobaea beschleunigt die Geburt und hilft bei Wehenstillstand. Die wirksamste Zubereitungsform ist die Tinktur aus der frischen, blühenden Pflanze. Die übliche Dosis, 10 bis 15 Tropfen in warmem Wasser, kann mehrmals im Abstand einer halben Stunde genommen werden.

○ Wehentinktur — siehe Anhang II. Eine Gabe von 10 bis 15 Tropfen, unter die Zunge gegeben, ist meistens genug, um bei Wehenstillstand die Wehen wieder in Gang zu bringen.

Heilpflanzen gegen Wehenstillstand

☆ Blauer Hahnenfuß

Caulophyllum thalictroides ist als zuverlässiges wehenanregendes Mittel bei Laienhebammen sehr beliebt. Es regt die Gebärmutter nicht zu unregelmäßigen Kontraktionen an und verursacht auch keine Verhärtung oder Verengung der Zervix. Die übliche Dosierung ist 10 bis 20 Tropfen der Tinktur in einem kleinen Glas Wasser, stündlich oder nach Bedarf. Das Infus auf Wasserbasis ist nicht so effektiv, da einige der wirksamen Inhaltsstoffe nicht wasserlöslich sind. Wenn du auf ein Infus zurückgreifen mußt, versuche es mit einer Anwendung als Einlauf. Viele Hebammen benutzen eine Mischung aus Blauem Hahnenfuß und Schwarzer Schlangenwurzel, um Wehen zu verstärken oder wieder in Gang zu bringen. Sie scheinen zusammen besser zu wirken als alleine — sie sind ein synergistisches Paar, das regelmäßige, gut koordinierte Kontraktionen erzeugt. *Beachte:* Wenn die Herztöne des Kindes überwacht werden, können sie deutlich beschleunigt erscheinen, wenn der Blaue Hahnenfuß zu wirken beginnt. Denke auch daran, daß er tendenziell blutdrucksenkend wirkt.

○ Baumwollwurzelrinde

Gossypium herbaceum ist das Mittel der Wahl in Gegenden, wo Baumwolle angebaut wird. Das Infus aus der Wurzelrinde, schluckweise getrunken, ruft starke Gebärmutterkontraktionen hervor. Baumwollwurzelrinde ist besonders zu empfehlen, wenn die Geburt lange dauert und die Mutter dabei sehr müde wird, und wenn die Wehen mehrmals einsetzen und wieder aufhören.

O Homöopathische Mittel
Vergiß nicht, die psychische Verfassung der Frau in Betracht zu ziehen, versuche, das zum gegenwärtigen Zeitpunkt für sie passendste Mittel zu finden, und stell die individuell richtige Verdünnung (Potenz) nach der Anleitung auf Seite 46 her. Die häufigsten Mittel bei Wehenstillstand sind, je nach den Umständen, in denen die Wehen aufhörten, *Belladonna, Kalium carbonicum, Cimicifuga* (siehe S. 82-84), *Opium, Pulsatilla* und *Secale*.

Rigidität des Muttermundes

Der weicher werdende Gebärmutterhals (Zervix) kann an seiner Öffnung, dem Muttermund, rigide (fest) bleiben, die Muttermunderweiterung behindern und die Geburt damit verlangsamen. Wenn der Muttermund sich bei Berührung fest, steif oder gespannt anfühlt, wende einzeln oder miteinander kombiniert die folgenden Mittel an.

O Nimm ein heißes Bad, entspanne dich, höre Musik, öffne dich den Wehen.

O Verändere deine Umgebung völlig. Wenn du drinnen bist, geh draußen einen Spaziergang machen. Wenn du nicht hinausgehen kannst, gehe in einen anderen Raum.

O Nachtkerzenöl, direkt auf den Gebärmutterhals aufgetragen, fördert die Entspannung und Erweiterung des Muttermundes. Drücke das Öl aus mehreren Kapseln auf deine Finger. Verreibe es mit den Fingern langsam rund um den Muttermund und in ihn hinein, halte ihn dabei über zwei oder drei Wehen hinweg geöffnet.

O 10 Tropfen einer Wehentinktur, unter die Zunge oder in ein wenig Wasser, können den Muttermund meistens entspannen.

O Die wichtigsten homöopathischen Mittel sind *Chamomilla*, *Caulophyllum*, *Cimicifuga* und *Belladonna*. Die letzten drei sind unter anderem bei gleichzeitigen Muskelspasmen der Zervix angezeigt, Belladonna bei Rigidität des Muttermundes mit Ödembildung.

☆ Bei Rigidität des Muttermundes mit rigiden Rändern und bei Rigidität des Dammes und der Vagina während der Geburt empfehlen praktisch alle amerikanischen HeilpflanzenkennerInnen und Hebammen Lobelientinktur. *Lobelia inflata* entspannt die gesamte willkürliche Muskulatur des Körpers, wenn die Dosierung hoch genug ist, in geringeren Mengen wirkt sie dagegen anregend. Die Wirkung ist flüchtig, sie hält selten länger als dreißig und manchmal weniger als fünfzehn Minuten lang an. Nimm 60 bis 150 Tropfen der Tinktur aus den frischen Blättern, Blüten und Samen in 1/4 Glas Wasser. Sie kann wiederholt genommen werden, noch zweimal im Abstand einer halben Stunde, oder bis der Muttermund sich entspannt.

Wenn du dir nicht sicher bist, wie stark und wie wirksam die Tinktur ist, die du hast, experimentiere damit. Ist die Dosis hoch genug, verursacht sie einige merkwürdige Empfindungen wie Kribbeln in den Extremitäten, Erröten und ein taubes Gefühl im Gesicht. Kleinere Dosen erhöhen die nervöse Energie, fördern Gesprächigkeit und wirken stimmungsaufhellend. *Achtung:* Lobelie wird als gefährliche Pflanze eingestuft. Sie kann Übelkeit, Benommenheit, ein starkes Brennen im Hals und andere individuell verschiedene Nebenwirkungen zur Folge haben.

Erschöpfung

Diese unschädlichen Mittel sorgen für mehr Energie während der Geburt.

☆ Ingwerwurzel
Tee und Tinktur der Kulturform Zingiber und des Wilden Ingwers, *Asarum canadense*, bringen Energie ins Becken. Kulturingwer erhöht das Chi (Lebensenergie) und unterstützt die geistige Konzentration. Du kannst ihn frisch, getrocknet oder in Pulverform verwenden. Laß jeweils in einer Tasse Wasser 30 g frische, geriebene Ingwerwurzel, 8 g der fein gehackten, getrockneten Wurzel oder 1/2 bis 1 Teelöffel Ingwerpulver fünf bis dreißig Minuten ziehen. Um deine Energie aufrechtzuerhalten, trinke den Tee schluckweise während der ganzen Geburt. Wenn du mehr Energie brauchst, trinke alle halbe Stunde 1 ganze Tasse, oder nimm 15 bis 20 Tropfen Ingwertinktur in einer Tasse Wasser oder Himbeerblätterinfus.

Wilder Ingwer erhöht die Energie im Wurzelchakra und verringert innere (mentale) Widerstände gegen die Geburt.
Für den Tee nimmst du 1 Teelöffel der getrockneten Wurzeln (eigentlich: Rhizome) auf eine Tasse Wasser, fünf bis fünfzehn Minuten ziehen lassen. Er kann einfach nach Bedarf oder auch während der ganzen Geburt schluckweise getrunken werden. Die Tinktur liefert schneller Energie; nimm 2 bis 5 Tropfen unter der Zunge, aber höchstens viermal.
Achtung: Ingwer steigert die Durchblutung der Gebärmutter und kann das Risiko von Nachblutungen erhöhen, wenn er innerhalb einer Stunde vor oder nach der Geburt des Kindes genommen wird.

O Ginsengwurzel
Obwohl Ginseng, *Panax quinquefolius* und *P. schinseng* vor allem benutzt wird, um allmählich Energie aufzubauen, kann er auch unmittelbar genug Energie liefern, um bei einer schwierigen Geburt von Nutzen zu sein. Nach der traditionellen Methode kaust du während der ganzen Geburt ein Stück Ginseng. Wenn das nicht möglich ist, sind auch Kapseln, Extrakte und flüssige Ginsengpräparate gut geeignet. Meide Tees, die aus qualitativ minderwertigen Wurzeln hergestellt werden, Pulver, in denen Ginseng mit Vitamin C, seinem natürlichen Gegenspieler, kombiniert ist, und Tabletten oder Kapseln, die neben Ginseng andere Kräuter enthalten. Die Dosierung hängt von der Art und der Stärke des jeweiligen Ginsengpräparates ab. Eine übliche Dosierung für Kapseln sind 2 bis 4 Stück (0,5 g) alle vier Stunden, bis zu sechsmal.

O Ein langsamer, warmer Melasse-Einlauf kann einen deutlichen Kräfteschub bewirken. Nimm 1 bis 2 Eßlöffel Melasse, und löse sie in 1 l Wasser gut auf. Du kannst 10 Tropfen Ingwer oder Ginsengtinktur hinzufügen, wenn du willst.

O Auch Akupunktur ist sehr hilfreich, um die Energie der Frau während der Geburt zu steigern.

Schmerzen

Kürzlich sprach ich mit einer Freundin, die wütend war, weil niemand ihr gesagt hatte, daß ein Kind zu bekommen schmerzhaft sein würde. Sie hatte sechsunddreißig Stunden lang Wehen und wollte nur noch ein beliebiges schmerzstillendes Mittel. Für mich war es leichter, aber ich hatte Rückenschmerzen. Jede von uns erfährt die Empfindungen und die Energie ihrer Geburten anders, aber wir sind uns alle darin einig, daß manche

Teile davon schmerzhaft sind. All diese pflanzlichen Schmerzmittel wirken besser in Verbindung mit den Schmerzmeditationen in »Who Dies« (siehe Literaturliste). Die Meditationen helfen auch alleine.

O Herzgespanntinktur erzeugt in der Gebärmutter ein Gefühl, als würde sie schweben oder wäre gar nicht da. Bei unregelmäßigen Wehen ist das nicht so gut, aber es ist genau das richtige bei Beginn einer regelmäßigen Wehentätigkeit, wenn es bis zur eigentlichen Geburt noch Stunden dauert. Nimm 5 Tropfen in einem Glas Wasser, bei Bedarf wiederholt. Die Wirkung wird innerhalb von zwanzig Minuten spürbar und klingt dann über ein bis drei Stunden langsam ab.

O Bei Muskelkrämpfen im Rücken, in den Seiten und in der Gebärmutter nimm 25 bis 30 Tropfen Johanniskrauttinktur (aus der frischen Pflanze).

O Homöopathische Mittel
Zu den gebräuchlichsten Mitteln bei Schmerzen während der Geburt gehören *Caulophyllum*, *Cimicifuga*, *Gelsemium*, *Pulsatilla*, *Nux vomica* und *Sepia*;
zum Beispiel bei Schmerzen im Rücken: Nux v. und Sepia,
bei Schmerzen mit Ohnmacht: Nux vomica,
bei Schmerzen in der Hüfte: Cimicifuga,
bei extremen Schmerzen oder Schmerzen mit Angst: Chamomilla,
bei nach oben ziehenden Schmerzen: Pulsatilla, Gelsemium,
bei Schmerzen mit Schwierigkeiten beim Atmen: Lobelia

Hoher Blutdruck

Erhöhter Blutdruck kann bei der Geburt ein Problem sein — diese pflanzlichen Mittel sind unschädlich und wirksam.

O Entspanne dich völlig, und visualisiere deine Blutgefäße weit geöffnet. Um die Wirkung zu verstärken, kannst du 10 Tropfen Baldrian- oder Passionsblumentinktur nehmen.

O Frischer Knoblauch oder Knoblauchölkapseln können den Blutdruck senken. Iß mehrere große Zehen roh, oder nimm bis zu 15 Kapseln.

O Laß je 1 Handvoll getrockneten Hopfen und Baldrian mindestens zwei Stunden lang in 1 l Wasser ziehen, und trinke davon 1 Tasse. Die Wirkung hält ein bis zwei Stunden an. Wiederhole nach Bedarf, oder trinke die Flüssigkeit schlückchenweise während der ganzen Geburt, um den Blutdruck stabil zu halten. Sie hat einen ungewöhnlich kräftigen, scharfen und bitteren Geschmack.

○ Nimm 10 bis 20 Tropfen Baldriantinktur in einer Tasse warmem Wasser oder Kräutertee. Die Wirkung läßt im Verlauf mehrerer Stunden allmählich nach. Um sie aufrechtzuerhalten, kannst du die Tinktur in Hopfentee geben und diesen langsam schluckweise trinken, oder eine zweite Dosis nehmen. Diese Zubereitungsform schmeckt ein bißchen angenehmer als die vorige.

Die Austreibungsphase

Eine weise Hebamme erinnert die werdende Mutter daran, das Kind »hinauszuatmen«, nicht herauszupressen. Nichtsdestotrotz setzen die meisten Frauen Kraft ein und pressen das Kind hinaus. Wenn es mit Pressen nicht geht, versuche mit den Wehen auszuatmen und presse dann. Wenn das nichts nützt, versuche, dich auszuruhen, und nimm ein homöopathisches Mittel.

○ *Belladonna*: für die Frau, die vom vielen Pressen erschöpft ist, deren Gesicht geschwollen ist und die blutunterlaufene Augen hat.

○ *Caulophyllum*: für die Frau, die schmerzhafte, aber schwache Wehen hat, bis hin zu dem Punkt, an dem es fraglich erscheint, ob sie es schafft.

○ *Chamomilla*: für die Frau, die nichts mehr erträgt, nichts mehr hören kann und nur noch will, daß es zu Ende ist.

○ *Cimicifuga*: für die Frau, die nicht ruhig an einem Platz bleiben kann und Schmerzen an anderen Stellen als denen der Kontraktionen hat (zum Beispiel in den Hüften).

○ *Opium*: für die Frau, die nicht mitarbeiten kann.

○ *Pulsatilla*: für die Frau, deren Wehen in so großen Abständen kommen, daß der Kopf des Kindes sich vor- und zurückbewegt. Sie schläft zwischen den Wehen ein.

○ *Gelsemium*: für die Frau, die von Lampenfieber gelähmt ist und es nicht kontrollieren kann; die nicht loslassen kann.

○ *Sepia*: für die Frau, die so gleichgültig ist, als wäre ihr die Geburt egal.

Die Nachgeburtsphase

Entbindung der Plazenta

Durch die letzten Wehen nach der Geburt löst sich die Plazenta aus der Gebärmutter und wird ausgestoßen. Dies geschieht meistens innerhalb einer halben Stunde nach der Geburt des Kindes. Wenn die Gebärmutter atonisch (schlaff) ist und sich nicht richtig zusammenzieht, kann es sein, daß dieser normale Vorgang gar nicht oder unvollständig abläuft. Dabei gibt es drei Möglichkeiten: 1. Die Plazenta ist noch vollkommen mit der Gebärmutter verbunden. 2. Die Plazenta hat sich teilweise gelöst und hängt teilweise noch fest. 3. Die Plazenta hat sich vollständig gelöst, verbleibt aber in der Gebärmutter. In den ersten beiden Fällen treten wahrscheinlich stärkere Blutungen auf. In diesem Stadium der Geburt ist es meistens wichtig, die Plazenta herauszubekommen, bevor du dich um Blutungen kümmerst. Zeit kann hier ein wichtiger Faktor sein. Diese Mittel sind nach zunehmender Stärke geordnet.

Plazentaretention mit normaler Blutung

○ Ein Himbeerblätterinfus fördert die Entbindung der Plazenta. Du kannst während der ganzen Geburt Eisstückchen aus dem gefrorenen Infus lutschen, sie tragen dazu bei, daß die Gebärmutter kräftig und gleichmäßig arbeitet.

○ Mittel, die helfen können, wenn du zwar Wehen hast, aber nur schwache, und die Entbindung der Plazenta nur langsam vorangeht: Eine hockende Stellung einnehmen, Pressen mit den Wehen, die Gebärmutter massieren und die Brustwarzen mit der Hand oder durch Saugen stimulieren.

○ Die wichtigsten homöopathischen Mittel sind *Pulsatilla* und *Sepia*. Wenn die Frau eher sanft/freundlich ist, leicht weint und zwischen den Wehen einschläft, kommt *Pulsatilla* in Frage. Wenn sie eher gleichgültig oder aggressiv ist, ist *Sepia* angezeigt.

☆ Gundermann
Glechoma hederacea ist ein altes, spezifisches Mittel für die Entbindung der Plazenta. Zuerst habe ich es benutzt, indem ich die frische Pflanze zickelnden Ziegen zum Futter gab, um sicherzustellen, daß die Nachgeburt richtig ausgestoßen würde. In Gebirgsgegenden geben die Hebammen der Mutter unmittelbar nach der Geburt des Kindes 1 Tasse Infus aus Gundermann, Katzenminze oder Basilikumblättern. Sie sagen, sie hätten nie Probleme mit der Nachgeburt. Wenn du Gundermann als Tinktur bekommen kannst, nimm davon 1/2 bis 1 Teelöffel.

☆ Engelwurz
Angelikawurzeln sind starke Emmenagoga und Gebärmutterstimulanzien und ganz besonders zu empfehlen, wenn die Plazenta sich überhaupt nicht löst. Hebammen auf der ganzen Welt verwenden *Angelica archangelica, A. sylvestris, A. atropurpurea* oder *A. sinensis* (Dong Quai). Eine einzelne Gabe von 30 bis 50 Tropfen unter die Zunge wirkt meistens innerhalb von fünf Minuten. Wenn die Wehen nicht innerhalb einer Viertelstunde wieder einsetzen, gib eine zweite Dosis. Manche Hebammen benutzen traditionell einen Sirup aus Angelikawurzeln. Sie geben 1 Teelöffel Sirup und sagen, daß die Plazenta zehn Minuten später ausgestoßen werde. *Achtung:* Einige Frauen reagieren sehr empfindlich auf bestimmte Inhaltsstoffe der Engelwurz. Tinkturen aus der frischen Wurzel rufen eher Reaktionen hervor als Präparate aus getrockneten Wurzeln. John Lust berichtet über »nachteilige Wirkungen auf Blutdruck, Herzfunktion und Atmung« nach hohen Dosen von Engelwurz, aber ich habe das nicht bestätigt gefunden.

Plazentaretention mit schweren Blutungen
○ 50 Tropfen Gundermann oder Engelwurz und 20 Tropfen Blauer Hahnenfuß oder Wehentinktur unter die Zunge gegeben bewirken, daß die Gebärmutter sich schnell entleert und zusammenzieht. Nach zwei bis fünf Minuten wiederholen, wenn nötig.

○ Zaubernuß
Die Tinktur aus der frischen oder getrockneten Hamamelisrinde stillt durch ihre hämostatischen (blutstillenden) und adstringierenden Eigenschaften schnell Blutungen, ohne den Muttermund zu verengen oder das Austreten der Nachgeburt zu verlangsamen. Bis die Plazenta entbunden ist, kannst du zur Hemmung von Blutungen wiederholt 10 bis 20 Tropfen *Hamamelis*tinktur unter die Zunge geben. *Beachte:* Zaubernuß unterstützt nicht die Ausstoßung der Plazenta.

Nachgeburtsblutung

Wenn der Blutverlust bei der Geburt mehr als 500 ml (2 Tassen voll) beträgt, spricht man/frau von einer Nachblutung. Es kann verzögerte, langsam tröpfelnde Blutungen oder einen plötzlichen Blutschwall geben. 90 Prozent dieser Blutungen treten auf, weil die Gebärmutter einen zu geringen Muskeltonus hat und schlaff und ausgedehnt bleibt, anstatt sich zusammenzuziehen und so den Blutfluß zu unterbinden. Weitere mögliche Ursachen sind u.a. Vitamin-K-Mangel und die dadurch gestörte Blutgerinnung, ein Abreißen oder eine teilweise Ablösung der Plazenta von der Gebärmutter, eine Sturzgeburt, ein extrem großes Kind und Geweberisse der Vagina oder der Zervix. Niedrige Hämoglobinwerte sind zwar keine direkte Ursache für Nachgeburtsblutungen, aber deswegen von Bedeutung, weil sie das Risiko von Komplikationen erhöhen, wenn Blutungen auftreten. Massive Blutungen sind meistens offensichtlich — langsame Sickerblutungen sind gefährlicher, da sie in der Aufregung über das neugeborene Kind übersehen werden können. Diese Mittel, die nach zunehmender Stärke geordnet sind, können in vielen Situationen nützlich sein.

Vorbeugende Maßnahmen

☆ Ein Infus oder Tee aus Brennessel oder Luzernenblättern (Alfalfa) sorgt dafür, daß erhöhte Mengen von Vitamin K und Hämoglobin im Blut zur Verfügung stehen, wenn du ihn während der ganzen Schwangerschaft trinkst. Mehrere Tassen des Infuses während der Geburt haben eine weniger ausgeprägte Wirkung, sind zur Vorbeugung aber trotzdem nützlich.

○ Hebammen, die jeder Mutter nach der Geburt des Kindes 10 Tropfen Herzgespanntinktur geben, sagen, daß dies Blutungen vollkommen verhindert. Herzgespann besänftigt, beruhigt und ist ein sehr gutes Gebärmuttertonikum.

○ Hirtentäschel ist ein gutes Mittel bei Blutungen, aber nicht zur Vorbeugung geeignet. Eine Hebamme, die mehreren Frauen während der Geburt vorbeugend einige Pipetten voll einer Tinktur aus frischem Hirtentäschelkraut gab, stellte fest, daß es die Bildung sehr großer Blutgerinnsel förderte. Die Ausscheidung dieser Blutklumpen war schmerzhaft und schwierig, und sie hinderten manchmal die Gebärmutter daran, sich wieder zusammenzuziehen.

Mittel gegen Nachblutungen

○ Lege das Kind sofort an die Brust — das Saugen regt die Gebärmutter dazu an, sich zusammenzuziehen, und stoppt so die Blutung —, und packe einen Eisbeutel auf den Bauch (das verengt die Blutgefäße).

○ Als homöopathisches Mittel wird Arnika angewandt, vor allem bei Blutungen aus einer traumatisierten Gebärmutter, die schon bei leichter Berührung schmerzt.

○ Zaubernußrindentinktur (*Hamamelis*tinktur), 20 Tropfen unter die Zunge gegeben, ist ein Mittel gegen Blutungen vor der Entbindung der Nachgeburt (siehe Seite 91).

☆ Frauenmantel
Alchemilla vulgaris ist bekannt für ihre Fähigkeit, alle möglichen »Frauenkrankheiten« zu heilen. Es ist recht einfach, sie selbst zu ziehen, und sie kann nach zwei Jahren geerntet und zu einer Tinktur verarbeitet werden. Die Tinktur aus der frischen Pflanze ist ein ausgezeichnetes Mittel zur Förderung der Blutgerinnung. Nimm 20 bis 30 Tropfen, bei Bedarf wiederholt.

○ Tinkturen aus Heilkräutern, die Gebärmutterkontraktionen fördern wie Blauer Hahnenfuß oder Baumwollwurzelrinde in Verbindung mit einer blutstillend wirkenden Pflanze wie Zaubernuß oder Frauenmantel, verlangsamen Blutungen bei einer atonischen (schlaffen) Gebärmutter. Die übliche Dosis sind 10 Tropfen der kontraktionsanregenden und 20 Tropfen der blutstillenden Tinktur, unter die Zunge gegeben und bei Bedarf wiederholt.

○ *Achtung:* Manche PflanzenkennerInnen betrachten Cayenne, *Capsicum*, als wirksames Mittel gegen Nachgeburtsblutungen. Viele Hebammen lehnen dieses schnellwirkende Mittel jedoch ab, manche bezeichnen es sogar als gefährlich. Es verlangsamt zwar die Blutungsgeschwindigkeit, regt aber gleichzeitig die Durchblutung an. Gefährlich ist es, weil es ein falsches Gefühl von Sicherheit vermitteln kann. Da das Mittel die Blutung scheinbar gestillt hat, kümmert die Hebamme sich um andere Dinge, nur um später festzustellen, daß die Blutung in der Zwischenzeit verstärkt wieder eingesetzt hat. Außerdem wirkt Cayenne nicht kontraktionsfördernd, was aber nötig ist, um die Blutung wirklich unter Kontrolle zu bekommen.

☆ Hirtentäschelkraut
Das verbreitete (Un)Kraut, *Capsella bursa-pastoris*, ist ein erstaunlich wirksames Blutgerinnungsmittel und ein Vasokonstriktor (gefäßverengendes Mittel) mit einer besonderen Beziehung zu Frauen. Die Tinktur der frischen, blühenden Pflanze stillt nicht nur Blutungen, sondern fördert auch die Uterus-Kontraktion, sie ist also ein spezifisches Einzelmittel für Nachgeburtsblutungen. Wenn die Pflanze getrocknet wird, verliert sie schnell an Wirksamkeit, deswegen sind Infuse und Tinkturen aus dem getrockneten Kraut weniger wirksam (für die meisten im Handel erhältlichen Tinkturen und sogenannten Extrakte wird die getrocknete Pflanze verwendet). Wenn du sicher sein willst, daß deine Hirtentäscheltinktur wirkt, stelle sie im Frühjahr selbst her, oder kaufe sie von jemandem, der oder die frische Pflanzen zu ihrer Herstellung benutzt. Eine Pipette voll (20 bis 40 Tropfen) der Frischpflanzentinktur unter die Zunge gegeben kann eine Nachblutung innerhalb von fünf Sekunden zum Stillstand bringen! Nach allen Berichten von Hebammen darüber, wie lange es dauert, bis eine Blutung deutlich nachläßt oder ganz aufhört, waren dreißig Sekunden die längste Zeitspanne. Wenn dir nur eine Tinktur oder ein Extrakt aus dem getrockneten Kraut zur Verfügung steht, versuche es mit einer Gabe von 1 Teelöffel voll (150 Tropfen) unter die Zunge, alle sechzig Sekunden oder nach Bedarf.

○ Rezepturen gegen Nachgeburtsblutungen — siehe Anhang II

Schock

Starke Blutverluste können zu einem Schock führen. Selbst bei geringeren Blutverlusten kann der Blutdruck gefährlich abfallen. Ohnmachtsgefühle, Schwindel, Benommenheit, Übelkeit, Durst, Schwächegefühl, Blässe oder Unruhe der Mutter können Gefahrenzeichen sein. Die folgenden Mittel kannst du bei leichten Schockzuständen einsetzen, nicht aber bei einem klinischen Schock — dabei handelt es sich um einen lebensbedrohlichen Zustand, der sofort behandelt werden muß. Wenn Blutdruck, Puls und Atmung unregelmäßig und die Pupillen geweitet sind, braucht die Frau sofort ärztliche Hilfe.

○ Wenn eine Frau einen leichten Schockzustand oder Schock hat, muß sie wachbleiben und sich hinlegen. Die Beine müssen gut hochgelagert oder von den Knöcheln aufwärts mit Bandagen umwickelt werden, um die Blutzufuhr zu den lebenswichtigen Organen aufrechtzuerhalten. Wenn sie friert, halte sie warm. Falls sie nervös ist, beruhige sie. Ist sie vielleicht unruhig, sorge dafür, daß sie still liegt. Es kann sein, daß sie einschlafen will — halte sie wach und am Sprechen.

O Einige Tropfen Bach Rescue Remedy (Notfalltropfen) unter die Zunge gegeben sind ein geschätztes Mittel bei Schockzuständen. Auch zur Beruhigung der Hebamme sind sie gut! Sie können so lange wie nötig alle fünf Minuten gegeben werden.

O Arnika als homöopathisches Mittel ist sowohl zur Vorbeugung als auch zur Behandlung von Schocks geeignet. Wenn du zu Blutungen neigst, nimm über die Zeitdauer der Geburt verteilt mehrere Dosen. Wende es bei akuten Blutungen in einer hohen Potenz an, im Abstand von bis zu zwei Minuten, um den Blutdruck zu stabilisieren und dem Schock entgegenzuwirken.

O Herzgespanntinktur wirkt schnell, beruhigt die Emotionen, stärkt das Herz und mildert Schockzustände. Die übliche Dosierung ist einmal 10 Tropfen unter die Zunge gegeben. *Achtung:* Erneute Gaben können Blutungen verstärken.

O Lobelientinktur in häufigen, kleinen Dosen wirkt spezifisch gegen Schock. Gib 3 bis 5 Tropfen unter die Zunge, wenn nötig alle fünf Minuten.

O Mische einen Teelöffel Speisesalz mit einem 1/2 Teelöffel Natron, löse es in 4 Tassen warmem Wasser auf, und laß die Frau reichlich davon trinken. Dies hilft, das Elektrolyt-Gleichgewicht aufrechtzuerhalten und einem klinischen Schock vorzubeugen. *Achtung:* Laß keine Person, die nicht bei vollem Bewußtsein ist, irgend etwas durch den Mund ein nehmen.

Hopfen

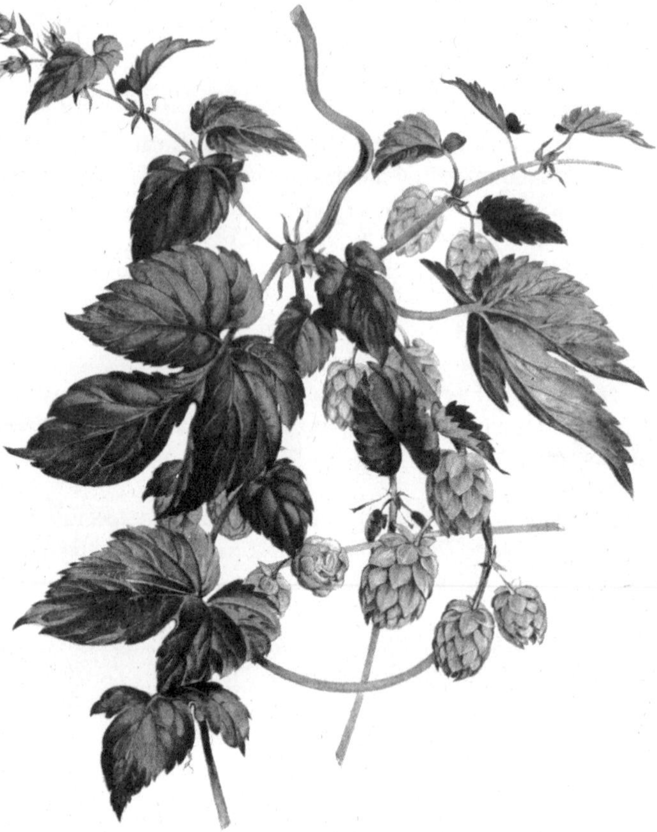

Nach der Geburt

In den ersten Tagen nach der Geburt finden große Veränderungen statt. Deine Gebärmutter zieht sich schnell zusammen, deine Brüste schwellen und beginnen, Milch abzusondern, deine Vagina heilt von der Dehnung oder einem Riß bei der Geburt, deine Leber und die Nieren schütten plötzlich eine große Menge von Hormonen aus, und du stellst dich auf einen neuen Schlafrhythmus ein. Deine Gefühle sind intensiv und wechselhaft, du bist voller Angst, sträubst dich gegen Veränderungen, fühlst dich deprimiert, ekstatisch, erotisch. Du erfährst die inneren Bewegungen von Trennung und Kontaktaufnahme (Bonding), Leere und Erfülltsein. Wenn alles im Fluß ist, unterstützen und fördern die Kräuter der Weisen Frauen das Zusammenziehen der Gebärmutter, die Milchproduktion, die Heilung, die psychische Verarbeitung, die Anpassung, die Gefühle, das Zentrieren. Wenn es Schwierigkeiten gibt, helfen Kräuter bei der Wiederherstellung und dem Ersetzen des Gewebes und fördern die Widerstandskraft gegen Bakterien und Pilze. Nach allem, was ich weiß, können stillende Mütter alle in diesem Kapitel genannten Kräuter gefahrlos verwenden.

Dammrisse

Das Perineum muß sich, während das Kind austritt, weit über seine normalen Grenzen hinaus ausdehnen. Die Körper vieler Frauen sind dazu in der Lage, einige aber nicht, und die Haut gibt dann nach und reißt. Eine Episiotomie (Dammschnitt), »falls sie reißen sollte«, ist eine Standardprozedur bei Beginn der Geburt in den meisten Krankenhäusern. Zu mir sagte mann, wenn ich mich weigerte, einen Dammschnitt machen zu lassen, würde meine Vagina in Fetzen reißen und ich würde nie wieder Freude am Sex haben. Oft wird der Dammschnitt anschließend eng vernäht, um das sexuelle Vergnügen des Mannes zu steigern. ☆ Professionelle Mediziner ziehen einen Schnitt einem Riß vor, weil er leichter zu nähen ist, aber die meisten Frauen und Hebammen bevorzugen kleine Risse. Eine Hebamme drückte es so aus: »Risse, obwohl sie möglicherweise ausgefranst sind und daher mehr Geschick beim Nähen erfordern, heilen leichter und schneller, sind gewöhnlich weniger tief und schädigen weniger Gewebe, schmerzen weniger und bilden beim Abheilen weniger Narbengewebe.« Eine andere Hebamme sagte dazu, daß es ihrer Erfahrung nach bei vielen Rissen nicht nötig sei, zu nähen, da die Risse sich gut schlössen, und daß sie ohne Naht besser heilten. Wenn das Perineum sich nicht weit genug dehnt, um den Kopf des Kindes hindurchtreten zu lassen, kann ein Schnitt ohne Einsatz von Betäubungsmitteln gemacht werden, wenn der Schädel am Perineum liegt. Es ist selten nötig, vorher zu schneiden. Die folgenden Mittel können eingesetzt werden, um kleinere Risse oder chirurgische Schnitte gleichermaßen zu heilen.

☆ Ludwig XIV. sah seinen Mätressen gerne bei ihren Geburten zu, und um sich einen besseren Ausblick zu verschaffen, führte er eine neue Geburtsposition ein: flach auf dem Rücken.

Vorbeugung von Dammrissen

○ Massiere und dehne das Perineum (und mache es so flexibler) während der ganzen Schwangerschaft mit Hilfe von Olivenöl, Beinwellsalbe, Weizenkeimöl, Lanolin oder Sesamöl.

○ Benutze während der Geburt erwärmtes Öl oder heiße Kompressen mit Kräutern wie Wegerich oder Beinwellblättern, um die Dehnbarkeit des Perineums zu fördern.

○ Versuche, eine Geburtsposition einzunehmen, die einen anderen Druck auf das Perineum ausübt. Im Hocken, Stehen und bei halbsitzenden Stellungen oder auf Knien und Händen ist die Wahrscheinlichkeit des Reißens viel geringer, als wenn du flach auf dem Rücken liegst.

○ Setze kontrolliertes Atmen ein, um ein schnelles Heraustreten des Kopfes zu vermeiden, wenn dieser im Vaginalkanal nach unten gleitet.

Heilmittel bei Dammrissen

☆ Beinwell

Trinke ihn, und bade darin! Eine Tasse eines Infuses aus Beinwellblättern *(Symphytum officinale)* fördert die Bildung neuer Zellen und hilft, Schmerzen zu lindern. Ein Sitzbad beruhigt und heilt, hält das Gewebe elastisch und verringert das Jucken bis auf ein Minimum.

○ Kräutersitzbäder helfen Infektionen vorzubeugen, unterstützen den Heilungsprozeß und wirken schmerzlindernd. Schafgarbe, Rosmarin, Kanadische Gelbwurz (Golden Seal), Eichenrinde, Zaubernuß *(Hamamelis),* Myrrhe, *Calendula* und viele andere sind hier nützlich (siehe Seite 54), Anleitung für Sitzbäder). *Achtung:* Wenn du genäht wurdest, mache nicht mehr als ein Sitzbad am Tag.

☆ Aloe-vera-Gel
Fertige Aloe-vera-Präparate enthalten oft Konservierungsstoffe, die empfindliche Haut reizen können. Nimm also, wenn möglich, obwohl es etwas mehr Arbeit ist, das Gel der frischen Pflanze für Packungen, um ein gerissenes Perineum zu kühlen und zu heilen. Löse die grüne Haut von mehreren Blättern ab, trage das klare Gel auf ein Mulltuch oder eine Binde auf, und halte sie oder befestige sie an der richtigen Stelle. Aloe wirkt bemerkenswert schmerzstillend, wenn sie so angewendet wird. Erneuere die Packung, wenn die Schmerzen wiederkehren.

○ *Calendula*blüten
Eine verdünnte Lösung aus der Tinktur von frischen Ringelblumen (*Calendula offincalis*) in Wasser ergibt ein ausgezeichnetes antiseptisches und schmerzstillendes Sitzbad. Je stärker die Verdünnung ist, desto besser scheint es zu wirken — nimm höchstens 2 Eßlöffel auf 2 l warmes Wasser.

○ Vitamin E ist bekannt für seine Eigenschaft, die narbenfreie Abheilung zu fördern, und wird am besten angewendet, wenn der Riß sich gut geschlossen hat, oder, bei einer genähten Wunde, nach drei Tagen. Häufig wiederholte Anwendungen sind am wirksamsten. Achte besonders auf Sauberkeit, da das Öl Schmutz, Lochia usw. anzieht und so Infektionen fördern könnte. Gib acht, daß du nur reines Vitamin-E-Öl benutzt, weil synthetische Öle und Fertigpräparate oft aromatische Öle und andere Substanzen enthalten, die nicht für die Anwendung auf empfindlichen Hautoberflächen gedacht sind.

○ Anmerkung für Hebammen: Eine Pipette voll (ca. 25 Tropfen) Baldriantinktur, der Mutter unter die Zunge getropft, bringt Zittern/Schütteln zum Stillstand, so daß du sauber nähen kannst.

Nachgeburtsschmerzen

Das Kind ist geboren, die Plazenta herausgekommen — jetzt zieht die Gebärmutter sich weiter zusammen (kontrahiert), bis sie ihre normale Größe wieder erreicht hat. Wenn du vorher bereits eine oder mehrere Geburten hattest, kann es sein, daß du bei diesen Kontraktionen starke Schmerzen hast, die manchmal sogar schlimmer als bei den Geburtswehen sein können. Bei einer Erstgeburt ist die Wahrscheinlichkeit, Nachgeburtsschmerzen zu bekommen, sehr gering. Du kannst in diesem Fall dein bevorzugtes Mittel gegen Menstruationskrämpfe nehmen oder diese Mittel ausprobieren. Sie sind nach zunehmender Stärke geordnet.

Vorbeugung

○ Kreuzkraut, als Infus zwei bis vier Wochen lang vor der Geburt getrunken (jeden Tag 1 Tasse), verhindert sehr wahrscheinlich das Auftreten schwerer Nachgeburtsschmerzen. Du kannst es nehmen, wenn du bei einer vorhergehenden Geburt starke Schmerzen hattest. Es lindert sogar schwerste Menstruationskrämpfe, wenn du es in den zwei Wochen vor deiner Blutung täglich trinkst.

○ Bleibe nach der Geburt mehrere Tage im Bett, und geh häufig auf die Toilette, um deine Blase zu entleeren. Dadurch bleibt die Gebärmutter unten, und sie bleibt fest, was dazu beiträgt, die Entstehung von Blutgerinnseln und Blutansammlungen zu verhindern — beides verstärkt Nachgeburtsschmerzen.

○ Das rhythmische Saugen deines neugeborenen Kindes, auch bevor die Milch einfließt, wirkt beruhigend und besänftigend auf euch beide. Es regt die Gebärmutter dazu an, sich schnell und glatt zusammenzuziehen. Dadurch dauern die Nachgeburtsschmerzen weniger lange, sind aber intensiver.

Mittel gegen Nachgeburtsschmerzen

○ Täglich 1 bis 2 Tassen eines Infuses aus Gundermannblättern lindern Nachschmerzen und sorgen für einen guten Gebärmuttertonus.

○ Katzenminze
Nepeta cataria ist als Mittel gegen Menstruationskrämpfe bekannt, also fällt auch die Behandlung von Nachgeburtsschmerzen in ihren Bereich.

Sie wirkt krampflösend auf die Gebärmutter, sorgt dafür, daß der Wochenfluß gleichmäßig und ohne Gerinnsel ausgeschieden wird, lindert nervöse Anspannung und ist sehr wirksam als schmerzstillendes Mittel. Es gibt verschiedene gut wirkende Zubereitungen, darunter Tee, Tinktur und Zigaretten. Der Tee schmeckt recht angenehm, und du kannst beliebig viel davon trinken. Die Tinktur hat eine kumulative Wirkung. Die übliche Dosis ist einmal 10 bis 30 Tropfen, jede weitere Gabe kann dich schläfrig machen oder psychische Funktionsstörungen verursachen. Katzenminze-Zigaretten wirken schnell, wenn du den Rauch tief inhalierst.

○ Mittel gegen Nachgeburtsschmerzen — siehe Anhang II

☆ Herzgespann
Die Blätter von *Leonurus cardiaca* lindern nicht nur Nachschmerzen, sondern tonisieren auch die Gebärmutter und beruhigen das Nervensystem. Es gibt große Unterschiede in der Zubereitung und Dosierung. Ich verwende ausschließlich die Tinktur, aber manche Frauen bevorzugen den Tee. Bei einigen Frauen wirken 5 Tropfen der Tinktur in einem Glas Wasser schon stark, andere müssen 20 Tropfen nehmen, um überhaupt eine Wirkung zu spüren. Der Tee schmeckt ziemlich bitter, von daher ist das erträgliche Maß nur 1 Tasse. »Wenn du dieses Gebräu probiert hast«, meinte eine Frau, »findest du vielleicht, daß die Krämpfe doch nicht so schlimm sind.«

Wochenbettinfektionen

Hebammen aller Epochen wußten, wie notwendig Sauberkeit während des Geburtsvorgangs ist, wenn Krankheitserreger leicht durch den offenen Muttermund und die Gebärmutter in den Blutstrom gelangen können. Als sich die ärztliche Geburtshilfe entwickelte, stieg die Rate der Wochenbettinfektionen drastisch an. Meine Großmutter mütterlicherseits bekam ihre ersten vier Kinder, darunter Zwillinge, ohne Schwierigkeiten zuhause. Als sie dazu gedrängt wurde, das fünfte Kind — meine Mutter — im Krankenhaus zur Welt zu bringen, starb sie in der Woche nach der Geburt an Kindbettfieber. Wenn sie diese Mittel Weiser Frauen gekannt hätte, hätte ich sie vielleicht kennengelernt.

Vorbeugung
○ Die ersten zehn Tage nach der Geburt sind für die Vermeidung von

Wochenbettinfektionen entscheidend. Iß gut. Schlafe soviel wie möglich. Achte auf Hygiene (keine Wannenbäder). Unterstütze die Gebärmutter darin, zu ihrer ursprünglichen Größe (wie vor der Schwangerschaft) zurückzukehren, indem du Himbeerblätter-Infus trinkst. Die Lochien (Wochenfluß, Ausfluß nach der Geburt) sollten geruchlos oder angenehm riechend sein. Ein schlechter Geruch der Lochien ist das erste Anzeichen für eine Infektion, auch wenn die Frau noch kein Fieber hat, und muß entsprechend behandelt werden.

○ Zur Vermeidung von Infektionen spüle die Vulva jedesmal, wenn du auf die Toilette gehst, mit stark verdünnter *Calendula* tinktur (50 Tropfen auf 1 l Wasser).

○ Nimm die ersten zehn Tage nach der Geburt zweimal täglich 10 bis 15 Tropfen *Echinacea*tinktur in einem Glas Wasser. Das ist das wirksamste Einzelmittel zur Vorbeugung von Nachgeburtsinfektionen. Wenn ein schlechter Geruch der Lochien oder Fieber das Vorhandensein einer Infektion anzeigt, erhöhe sofort die Dosierung, und nimm die Tinktur ein oder zwei Tage lang alle zwei Stunden.

Behandlung von Wochenbettinfektionen

☆ *Echinacea* wurzel

Das Antibiotikum der Weisen Frau ist *Echinacea augustifolia* oder die Tinktur aus *Echinacea purpurea*. Ich habe erlebt, wie sie schwere Fälle von Blutvergiftung, Mastitis (Brustdrüsenentzündung), Streptokokken- und Staphylokokkeninfektionen, Grippe, Herpes, Lungenentzündung und andere Infekte geheilt hat. Anders als Penicillin kann sie sowohl vorbeugend als auch zur Behandlung eingesetzt werden. Wenn aus irgendeinem Grund eine erhöhte Wahrscheinlichkeit von Wochenbettinfektionen besteht (wenn es nicht möglich ist, die nötige Hygiene einzuhalten, wenn die Frau extrem erschöpft oder unterernährt ist o.ä.), verringert eine einwöchige *Echinacea*kur das Infektionsrisiko. Bei bereits bestehenden Infektionen nimm *Echinacea* mindestens eine Woche lang. Du kannst mit einer positiven Reaktion (Absinken des Fiebers) innerhalb von 48 Stunden rechnen.

○ Zur Behandlung: Trinke fünf Tage lang täglich 2 Tassen *Echinacea*-infus, dann noch einmal fünf Tage lang täglich 1 Tasse. Es ist wichtig, die Behandlung die ganzen zehn Tage lang durchzuführen, obwohl das Fieber innerhalb von drei bis fünf Tagen fallen wird und die Behandlung innerhalb einer Woche abgeschlossen zu sein scheint. Wenn du nur die Tinktur bekommen kannst, nimm davon 1 Tropfen pro kg Körpergewicht drei- bis viermal täglich, bis das Fieber sinkt, und dann noch eine weitere Woche lang zweimal täglich die gleiche Menge. Die längerfristige Anwendung, auch in kleinen Dosen, stärkt das Immunsystem.

O Fieberinfus
Echinacea ist ein hervorragendes Fiebermittel, aber du kannst auch ein Infus aus Schafgarbe und Pfefferminze nehmen, um das Fieber auszuschwitzen. Stelle ein Infus aus jeweils 30 g der beiden Kräuter auf 2 l Wasser her. Beginne nach zwei Stunden, solange es noch heiß ist, davon zu trinken. Laß die Pflanzen weiter in dem Infus ziehen, während du die Flüssigkeit trinkst. *Achtung*: Du solltest dieses Mittel nicht anwenden, wenn du geschwächt bist. Benutze Schafgarbe nicht alleine, wenn du mehr als 39 Grad Celsius Fieber hast; sie kann die Körpertemperatur kurzfristig erhöhen.

O Großmutters Fiebertrank
Koche einige Nelken und ein Stück Stangenzimt zehn Minuten in 1/2 l Wasser. Gib den Saft einer ganzen Zitrone dazu und Honig nach Geschmack. (Du kannst beliebig viel davon trinken, um das Fieber zu senken.)

Depressionen

Depressive Verstimmungen nach der Geburt hängen oft mit den schnellen hormonellen Veränderungen im Körper der Mutter zusammen. Neben anderen Mitteln sind hier Heilkräuter angegeben, die den Körper dabei unterstützen, das hormonelle Gleichgewicht wiederzufinden.

O Feigen, Keime und Sprossen, Gelee Royale, Bienenpollen, Ginseng, Hopfen und Sarsaporilla *(Smilax officinalis)* unterstützen die Verarbeitung und die Regulierung der Hormone im Körper.

O Stillen ist wahrscheinlich das beste Heilmittel bei nachgeburtlichen Depressionen. Es hilft, hormonelle Schwankungen geringer zu halten, erhöht den Endorphinspiegel und erlaubt deinem Körper, langsam und gleichmäßig das hormonelle Gleichgewicht wiederzufinden.

○ Melissenblätter
Melissa officinalis ist seit langem als Mittel gegen Depressionen, Melancholie und Hysterie beliebt. Sie hilft, mit Lebensumständen fertig zu werden, die schwierig zu akzeptieren sind, wie zum Beispiel die vielen unerwarteten Veränderungen, die ein neugeborenes Kind für die Eltern mit sich bringt. Ein bis zwei Wochen lang täglich 1 oder 2 Tassen des wohlschmeckenden Infuses, mit Milch und Honig abgerundet, genügen. Du kannst auch 30 bis 40 Tropfen der Tinktur nach den Mahlzeiten nehmen.

☆ Distelblätter
Benediktenkraut und Mariendistel sind bekannt für ihre Fähigkeit, viele Beschwerden, die nach der Geburt auftreten, zu lindern. Dazu gehören auch schwere Depressionen. Trinke täglich 1 bis 2 Tassen des intensiv bitter schmeckenden Infuses, oder nimm bis zu 60 Tropfen der genauso wirksamen, aber weniger bitteren Tinktur.

○ Teemischung gegen Nachgeburtsdepressionen — siehe Anhang II.

Erschöpfung/Anspannung

Die Geburt aktiviert in höchstem Maße Energie, und viele Frauen brauchen oder wollen direkt danach keinen Schlaf. Manchmal wird dieses Aufgeladensein aber zur Überlastung. Erschöpfung nach einer normalen Geburt, selbst wenn sie lange dauert, ist leicht zu beheben, wenn du dafür sorgst, daß die Frau Zeit und Ruhe zum Schlafen bekommt. Wenn sie aber gleichzeitig angespannt ist — aufgrund von Sorgen um das Neugeborene, Nachwirkungen einer schmerzhaften und schwierigen Geburt oder einem Gefühl des Versagens, wenn die Geburt nicht wie geplant ablief, Änderungen oder Kompromisse gemacht werden mußten —, kann sie das am Schlafen hindern. Diese Mittel fördern auf sichere und unschädliche Weise Ruhe und Schlaf. Versuche sie in der Reihenfolge, in der sie hier aufgeführt sind, das leichteste zuerst. Das mildeste Heilkraut, das wirkt, ist hier das beste.

○ Kamillenblüten
Die Popularität der Echten Kamille oder Gartenkamille, *Matricaria chamomilla* (auch: Mutterkraut), spricht für die Wirksamkeit, mit der sie den Schlaf fördert, Schmerzen stillt und den Geist entspannt. Nimm

1 Teelöffel der Blüten auf 1 Tasse Wasser, lasse sie nur kurz ziehen, und trinke den angenehm aromatischen Tee nach Belieben. Zum Einschlafen mußt du unter Umständen mehrere Tassen des heißen Tees mit Milch und Honig trinken.

O Herzgespann
Herzgespanntinktur befreit von der Anspannung und Verwirrung durch überwältigende Gefühle, ohne den Verstand zu umnebeln oder schläfrig zu machen. Nimm 5 Tropfen auf 1 Glas Wasser und wiederhole die Gabe nach Bedarf. *Achtung:* Wenn du Herzgespanntinktur im Übermaß benutzt (mehr als 4 Gaben täglich über mehrere Wochen), kannst du davon abhängig werden.

O Passionsblume
Die Tinktur oder das Infus aus der blühenden *Passiflora incarnata* oder *Passiflora caerulea* ist ein ausgezeichnetes Beruhigungsmittel ohne dämpfende Nebenwirkungen. Es bringt die Entspanntheit und Ruhe tiefen Schlafes. Nimm, bevor du schlafen gehst, 30 bis 50 Tropfen der Tinktur in einer Tasse warmem Wasser oder warmer Milch. Wenn nötig, erhöhe die Dosis. Du kannst zur Stärkung des gesamten Nervensystems auch das Infus verwenden: Trinke schluckweise über den Tag verteilt 1 oder mehrere Tassen und eine weitere, bevor du ins Bett gehst.

O Hopfenblüten
Humulus lupulus ist ein stark schlafförderndes Mittel. Ich habe unter Schlaflosigkeit leidende Personen gesehen, die über dem Küchentisch zusammengesackt waren, eine 1/2 Tasse Hopfeninfus noch vor sich! Hopfen ist außerdem ausgezeichnet zur Vermehrung und Anreicherung der Muttermilch. Er hilft auch, Nachgeburtsschmerzen zu lindern. Leider ist sein beißender Geschmack vielen Menschen unangenehm, und die Tinktur scheint nicht so wirksam zu sein. Versuche, das Infus mit einem Zusatz von warmer Milch und Honig zu trinken.

Stillen

Galaktagoga
Unter den vielen Pflanzen und Nahrungsmitteln, die die Milchproduktion anregen und steigern sollen, sind diese die bleibenden Favoriten von Hebammen, Müttern und Weisen Frauen.

O Einfache Tees oder Infuse aus nährenden Kräutern wie Beinwell, Himbeerblättern, Brennesseln, Luzerne oder Rotklee sorgen für reichliche Milchbildung und eine entspannte, gesunde Mutter. Diese mineralstoffreichen Pflanzen schützen dich auch vor einem Mineralstoffmangel infolge der Belastungen durchs Stillen und bei der Säuglingspflege. Wechsle ab und nimm jede Pflanze eine Woche lang, damit du von ihren jeweils unterschiedlichen Eigenschaften profitierst. Brennessel (*Urtica urens*) ist auch in der Homöopathie ein Mittel bei ungenügender Milchproduktion.

O Aprikosen, Spargel, grüne Bohnen, Mohrrüben, Süßkartoffeln, Erbsen, Pekannüsse und alle grünen Blattsalate und -gemüse wie Mangold, Löwenzahnblätter, Petersilie und Brunnenkresse helfen, die Milchbildung zu steigern und in Gang zu halten.

O Benediktenkraut
Die Benediktendistel, *Cnicus benedictus*, ist bekannt für ihre milchbildenden Eigenschaften. Am besten wird sie als Tinktur verwendet, zwei- bis viermal täglich bis zu 20 Tropfen ist die übliche Dosierung. Es heißt, daß sie auch gegen Suizidneigungen und Depressionen hilft.

O Gerste und Hafer
Diese beiden Getreidearten steigern die Milchproduktion, wenn sie reichlich gegessen werden. Gekeimt (als Sprossen) oder gemälzt (in Form von Malz) sind sie besonders nützlich. In dem zweiten Kräuterbuch der Weisen Frauen, »Healing Wise«, wird die Haferpflanze ausführlich besprochen werden.

O Boretschblätter
Borago officinalis verhält sich im Garten wie ein Unkraut. Er breitet sich mit seinen großen Blättern und seinen schönen blauen Blüten über weite Flächen aus, droht das Grundstück zu überwuchern und verbreitet überall seine Samen, damit es im nächsten Jahr noch mehr Pflanzen gibt. Er ist es jedoch wert, angebaut zu werden, auch wenn die Gefahr besteht, daß du einen nie endenden Vorrat an Boretsch haben wirst. Die Blätter werden als Milchbildungstee sehr geschätzt, und die Blüten schmecken köstlich im Salat. Eine 1/2 Tasse Boretschinfus, jedesmal wenn du dein Kind stillst, sorgt dafür, daß du reichlich Milch hast, wirkt mild abführend und beruhigt angegriffene Nerven.

○ Fenchel-Gerstenwasser
Gerstenwasser stellst du her, indem du eine 1/2 Tasse geschälte Gerste (ganze Körner) in 3 Tassen kaltem Wasser über Nacht einweichst oder fünfundzwanzig Minuten kochen läßt. Gieße die Flüssigkeit ab, und tu die Körner weg, oder verwende sie als Suppeneinlage. Bringe nach Bedarf 1 bis 2 Tassen Gerstenwasser zum Kochen, übergieße 1 Teelöffel Fenchelsamen pro Tasse mit der kochenden Flüssigkeit, und lasse sie höchstens dreißig Minuten ziehen. Hebe den Rest im Kühlschrank auf. Diese Kombination wirkt nicht nur milchbildend, sondern lindert auch Nachgeburtsschmerzen und beruhigt die Verdauung von Mutter und Kind. (Genauso kannst du auch ein Fenchel-Haferwasser zubereiten.)

○ Hopfenblüten
Hopfen ist ein uraltes Mittel für Mütter von Zwillingen, die sehr viel mehr Milch brauchen. Besonders beim nächtlichen Stillen ist er ein guter Begleiter, da er nicht nur die Milchabsonderung, sondern auch den Schlaf fördert. Bier ist ein geeigneter Hopfenlieferant; es schmeckt sehr viel besser als der Tee oder das Infus. Ich erinnere mich lebhaft an eine ältere Frau mit riesigen Brüsten, die sich eines Tages im Park neben mich setzte, als ich gerade meine Tochter stillte. »Ich habe acht Kinder gestillt, zwei Paar Zwillinge«, sagte sie lächelnd, »alle mit Bier!« Sei dir bewußt, daß einheimische Biersorten potentiell schädliche Chemikalien enthalten. ☆ Manche importierten Biere enthalten keine Zusätze. Es gibt auch Getränke aus Hopfen und Malz, die weder Alkohol noch Chemikalien enthalten, zum Beispiel »Moussy« aus der Schweiz.

☆ Deutsche Biere dürfen nach dem Reinheitsgebot keinerlei Chemikalien enthalten, dies gilt also bei uns im Prinzip nicht! (Anm. d. Ü.)

○ Stillgetränk — siehe Anhang II

Schmerzende Brüste

Es gibt drei Hauptursachen für Schmerzen in den Brüsten:

1. Ein blockierter Milchgang kann Schwellungen der Brust und heftige Schmerzen verursachen. Meistens kannst du eine Schwellung an der Stelle fühlen, und es kann ein roter Strich davon ausgehen.
2. Infektiöse Mastitis (Brustdrüsenentzündung) verursacht auch Schmerzen und geht meistens mit Fieber, starker Empfindlichkeit und Rötung der Brust einher. Die infizierte Brust kann anschwellen, sich fest anfühlen und stellenweise Verhärtungen aufweisen.

3. Ein Überschuß an Milch oder die Entscheidung, überhaupt nicht zu stillen, führt zu Stauungen und verursacht auch meistens Schmerzen. Die erstgenannten Mittel sind in allen drei Fällen nützlich, die danach folgenden haben eine mehr spezifische Wirkung.

Umschläge für schmerzende Brüste

Packungen, Umschläge und Bäder sind die beste unspezifische Erste-Hilfe-Maßnahme bei Schmerzen in den Brüsten. Heißes Wasser wirkt wohltuend, weil es die Durchblutung anregt und die Spannung des Gewebes verringert; Kräuter steigern die Wirksamkeit. Häufige, kurze Anwendungen (vier- bis fünfmal täglich drei bis fünf Minuten), regelmäßig gemacht, sind besser als vereinzelte lange Behandlungen. Wenn eine Infektion vorliegt, wirf die für Packungen verwendeten Materialien nach Gebrauch weg. Andernfalls kannst du Flüssigkeiten und Tücher mehrmals benutzen.

○ Laß ein Waschbecken mit warmem Wasser vollaufen. Beuge dich so darüber, daß die Brüste im Wasser sind. Massiere sie in Richtung der Brustwarzen, so daß die Milch hinausfließen kann. Dies wirkt gegen Stauungen und lindert Schmerzen.

○ Mach eine heiße Petersilienpackung, wenn die Brüste angeschwollen und schmerzhaft sind. Gib eine Handvoll frische oder getrocknete Petersilienblätter in eine saubere Baumwollwindel, halte sie mit einem Gummiband zusammen, und lasse sie zehn bis fünfzehn Minuten in siedendem Wasser ziehen. Lege das heiße, nasse Bündel auf die Brust.

○ Mach eine heiße Beinwellpackung, um wunde Brustwarzen zu beruhigen, gestaute Gewebe zu entspannen, Schmerzen in geschwollenen Brüsten zu lindern und dafür zu sorgen, daß blockierte Milchgänge eher wieder durchlässig werden. Stelle sie her, und wende sie an wie die Petersilienpackung.

○ Verwende geriebene rohe Kartoffeln für eine kalte Auflage, die die Hitze der Entzündung ableitet, die Infektion eindämmt und verstopfte Milchgänge öffnet. Reibe rohe Kartoffeln, packe sie als Auflage direkt auf die Brüste, und decke sie mit einem Tuch ab. Entferne oder erneuere die Packung, wenn sie trocken ist.

○ Bade die Brüste in dem schleimigen Infus aus Eibischwurzel. Es beruhigt wunderbar empfindliche Gewebe, öffnet verstopfte Milchgänge, zieht wirksam Infektionen heraus und verringert die Schmerzen bei gestauten Milchgängen, entzündeten Brüsten und wunden Brustwarzen. Stell das Infus aus der getrockneten Wurzel her, indem du 60 g Wurzeln mit 2 l kochendem Wasser übergießt und über Nacht ziehen läßt. Erhitze die Flüssigkeit wieder, bis sie fast kocht. Gieße sie in ein Becken und bade die Brüste darin, bis sie abkühlt.

○ Erwärme eine Handvoll Holunderblüten leicht in so viel Olivenöl, daß sie gerade bedeckt sind. Halte sie darin zwanzig Minuten lang warm, dann seihe die Blüten ab, und laß das Öl abkühlen. Reibe zur Linderung von Schmerzen und erhöhter Empfindlichkeit die Brustwarzen und die Brüste damit ein.

Mittel gegen blockierte Milchgänge

○ Setze das Stillen auch an der Brust mit einem blockierten oder verstopften Milchgang fort. Wenn du aufhörst zu stillen, kann das die Beschwerden verschlimmern und die Milchmenge zurückgehen lassen. Sei jedoch vorsichtig, lege das Kind jede Stunde an oder pumpe die Milch ab, aber nur, bis die Brust gerade leer ist.

○ Mach direkt vor dem Stillen fünf bis zehn Minuten lang eine der oben beschriebenen warmen Packungen (sie schmecken alle angenehm).

○ Achte darauf, dich viel auszuruhen oder zu schlafen. Die Blockierung löst sich meistens im Verlauf einiger Stunden oder über Nacht.

○ Ton löst Blockierungen so schnell auf, daß die Schmerzen bei der ersten Anwendung zuzunehmen scheinen. Rühre Ton mit Wasser oder Kräutertee zu einem Brei an, und trage diesen unter besonderer Beachtung des schmerzhaften Bereichs großzügig auf die ganze Brust auf. Laß den Ton trocknen, und wasche oder bürste ihn dann sanft ab. Wiederhole diese Prozedur bis zu einer Woche lang mehrmals täglich. Nach der zweiten oder dritten Anwendung werden die Schmerzen deutlich nachlassen. Ich nehme dafür am liebsten weißen oder grünen Ton.

Mittel gegen Mastitis (Brustdrüsenentzündung)

○ Die Behandlung einer Mastitis mit Heilkräutern sollte folgende Punkte mit einschließen:

1. mindestens viermal täglich heiße Auflagen (siehe Seite 110-111), 2. viel Bettruhe und 3. Stillen an der betroffenen Brust, so oft und so lange wie möglich.

○ Infektionen der Brüste sind fast immer ein Zeichen von mangelnder Ruhe. Es ist an der Zeit, ein tägliches Schläfchen zwischendurch und eine Zehnminutenpause alle zwei Stunden einzulegen: Lege die Füße hoch, genieße eine Tasse Veilchenblätterinfus, entspanne dich wirklich. Häufiges Stillen ist wichtig, um die Brüste möglichst leer zu halten, das fördert die schnelle Heilung. (Das Trinken an der entzündeten Brust schadet deinem Kind nicht.)

☆ Kermesbeere
Die Tinktur (Urtinktur) aus der Wurzel von *Phytolacca americana* aktiviert das Lymphsystem und hilft schnell bei Mastitis. Kermesbeerenwurzel wirkt sehr stark, und ihre Wirkung ist kumulativ; nimm nicht mehr als 2 Tropfen täglich. Gewöhnlich verwende ich sie zusammen mit *Echinacea*, aber du kannst sie auch als Einzelmittel nehmen. Die verdünnte Tinktur (ein paar Tropfen auf 125 ml Wasser) kannst du äußerlich für Waschungen verwenden. Sie fördert so auch die Heilung eingerissener oder vereiterter Brustwarzen.

○ Propolis ist eine Substanz, die Bienen als eine Art Klebstoff absondern. Sie wurde in Rußland früher gegen Infektionen benutzt und hat unter den nordamerikanischen Hebammen eine große Anhängerschaft. Sie soll Heilungsprozesse beschleunigen, indem sie den Stoffwechsel und die allgemeinen Widerstandskräfte des Körpers gegen Krankheiten anregt. Die Dosierung ist zweimal täglich 10 bis 15 Tropfen; Propolis läßt sich gut mit *Echinacea* kombinieren.

○ Holunderwurzeln, frisch ausgegraben und in kochendes Wasser hineingerieben, ergeben eine ausgezeichnete Packung gegen Mastitis. Bevor du Holunder verwendest, lies, was auf den Seiten 136/137 steht.

☆ *Echinacea*wurzel
Mit *Echinacea augustifolia* oder *E. purpurea* kannst du selbst schwere Fälle von Mastitis ausgezeichnet behandeln. Meine letzte Erfahrung damit bestätigt das. Eine Ziege aus meiner Herde hatte Drillinge, die sie zwei Wochen lang säugte, bis wir zwei der Zicklein verkauften. Sie säugte das letzte noch mehrere Monate lang weiter. Während dieser Zeit

stellten wir fest, daß die Milch leicht verdorben schmeckte. Wir nahmen an, die Ziege hätte Würmer, und gaben ihr Knoblauch, aber der Geschmack blieb. Einen Tag, nachdem wir das letzte Junge verkauft hatten, entdeckten wir, wieso: Die Ziege bekam sofort Fieber. Sie hatte die ganze Zeit über Mastitis gehabt, jedoch ohne Schwellungen oder eine besondere Empfindlichkeit des Euters, Klümpchen oder Blut in der Milch. Eine Infektion, die sich so stark festgesetzt hat, ist schwierig zu behandeln. Es wurde noch schwieriger, weil die Ziege sich drei Tage lang weigerte, etwas zu essen oder zu trinken. Sie hatte während dieser Tage weiterhin Fieber. Wir zwangen sie dreimal am Tag, Echinaceatinktur zu schlucken, dann gaben wir ihr die Tinktur in Milch und die getrocknete Wurzel unter ein bißchen Getreide gemischt. Drei- bis viermal täglich machten wir eine Packung aus heißen Kohlblättern auf ihr Euter. Innerhalb von zwei Wochen war die Mastitis beseitigt.
Ich verwende das Infus sehr viel lieber als die Tinktur. Nimm 30 g der Wurzeln auf 1/2 l kochendes Wasser, und laß sie mindestens acht Stunden ziehen. Trinke täglich 2 Tassen, bis das Fieber zurückgeht. Dann stell aus 30 g Wurzeln auf 1 l Wasser ein schwächeres Infus her, und trinke davon noch eine Woche lang täglich 1 bis 2 Tassen.
Wenn du auf die Tinktur zurückgreifen mußt, rechne 1 Tropfen pro kg Körpergewicht. Nimm diese Einzeldosis bis zu sechsmal täglich, solange bis das Fieber zurückgeht. Nimm die gleiche Dosis eine weitere Woche lang, oder bis alle Symptome verschwunden sind, zwei- bis dreimal täglich.

Mittel für geschwollene Brüste (bei zuviel Milch)

○ Trinke Salbeitee oder -infus. Salbei hemmt die Milchbildung und ist ein Mittel zum Abstillen.

○ Nimm täglich 2 Tropfen Kermesbeerenwurzeltinktur, um Schwellungen abzubauen. Die gleiche Dosis kannst du auch zur Vorbeugung nehmen.

○ Geranieninfus oder -öl ist ein wertvolles und beliebtes Mittel gegen Stauungen bei einem Überangebot an Milch. Bade deine Brüste in dem heißen Infus aus der ganzen Pflanze, oder mache Umschläge mit Ton (siehe Seite 111), dem du 2 bis 3 Tropfen des ätherischen Öls von *Pelargonium odorantissimum* zusetzt.

Wunde Brustwarzen

Obwohl wunde Brustwarzen schnell heilen, oft innerhalb von ein oder zwei Tagen, ist es leichter, sie zu vermeiden, als sie zu behandeln. Wenn deine Brustwarzen ständig oder ganz plötzlich wund sind, kann es sich um eine Soor-Infektion handeln. Zu den Symptomen von Soor gehören rosafarbene, schuppige Haut und juckende Brustwarzen (Mittel gegen Soor siehe Seite 128-130). Aufhören zu stillen hilft weder bei wunden Brustwarzen noch bei Soor — im Gegenteil, häufiges Stillen kann nützlich sein. Sprays, die die Brustwarzen vorm Wundwerden schützen sollen (wie z.B. Rotersept®, haben sich als unwirksam erwiesen. Diese Mittel Weiser Frauen zur Vorbeugung und Behandlung sind unschädlich und wirksam.

○ Massiere während der gesamten Schwangerschaft die Brustwarzen (und den Bauch!) mit Olivenöl, Mandelöl, Lanolin oder Beinwellsalbe, damit die Haut elastischer wird.

○ Gegen Ende der Schwangerschaft solltest du für die Brustwarzen kein Öl mehr benutzen, es macht sie zu weich. Betupfe sie mit Zitronensaft, und massiere sie regelmäßig, um sie widerstandsfähiger zu machen.

○ Setze deine Brüste der Luft aus. Trage nicht den ganzen Tag einen Büstenhalter. Trage deinen Stillbüstenhalter mit offenen Klappen, wann immer das möglich ist.

○ Setze deine Brüste dem Sonnenlicht aus. Du kannst auch kurze Bestrahlungen mit ultraviolettem Licht machen, maximal drei Minuten lang — aber Vorsicht, erhöhe die Zeitdauer sehr langsam.

○ Lege das Baby richtig an, achte darauf, daß es die ganze Areola (Warzenhof) in den Mund nimmt und die Brustwarze in der Mitte ist.

○ Probiere verschiedene Stillhaltungen aus.

○ Stille häufig, damit das Baby nicht so hungrig wird, daß es an der Brust zerrt.

○ Meide Seife beim Waschen der Brustwarzen. Seife entfernt die natürliche Fettschicht, so daß sie leichter rissig werden und aufspringen. Auch mit Duftwässern, Deodorants und Puder sollten die Brustwarzen nicht in Berührung kommen.

Mittel gegen wunde Brustwarzen

○ Lege direkt vor dem Stillen etwas zerstoßenes Eis in einem feuchten Tuch oder ein (naßgemachtes und) gefrorenes Stückchen Mull auf die Brustwarzen. Eis wirkt lokal schmerzstillend. Es läßt auch weiche oder kleine Brustwarzen oder die Brustwarze einer sehr vollen Brust stärker hervortreten, so daß das Kind leichter saugen kann.

☆ Beinwellwurzelsalbe macht die Brustwarzen weich und kräftigt sie gleichzeitig. Sie wirkt auf schmerzempfindliche Brustwarzen außerordentlich beruhigend und läßt alle Risse und Schrunden schnell heilen. Spüle vor dem Stillen alle Salbenreste vom Warzenhof ab, damit das Baby die Brust richtig zu fassen bekommt.

○ Schafgarbenblätter als Packung oder Salbe stillen Schmerzen völlig und lassen aufgesprungene Brustwarzen schnell heilen.

○ Vitamin E fördert die Heilung der Brustwarzen und macht sie widerstandsfähiger. Trage das Öl nach dem Stillen auf. Verwende nur reines Vitamin E, keine Fertigpräparate oder synthetisch hergestellten Mittel.

○ Alle für schmerzende Brüste empfohlenen Packungen (siehe Seite 110-111) können auch hier helfen. Besonders wirksam sind Beinwell und Eibisch. Mehrere kurze Behandlungen sind besser als eine oder zwei langdauernde Anwendungen.

○ Trage Quittengelee (aus der Frucht von *Cydonia vulgaris*) auf die Brustwarzen auf. Es läßt wunde oder rissige Brustwarzen schnell heilen.

○ Benutze eine selbstgemachte oder gekaufte Ringelblumensalbe (*Calendula*salbe), um die Brustwarzen zu kräftigen und schnell abheilen zu lassen.

○ *Achtung:* Salben, die Antibiotika, Steroidhormone (zum Beispiel Cortison (Anm. d. Ü.] und Anaesthetika (schmerzstillende Substanzen) enthalten, sind möglicherweise schädlich für dich und dein Kind.

Holunder

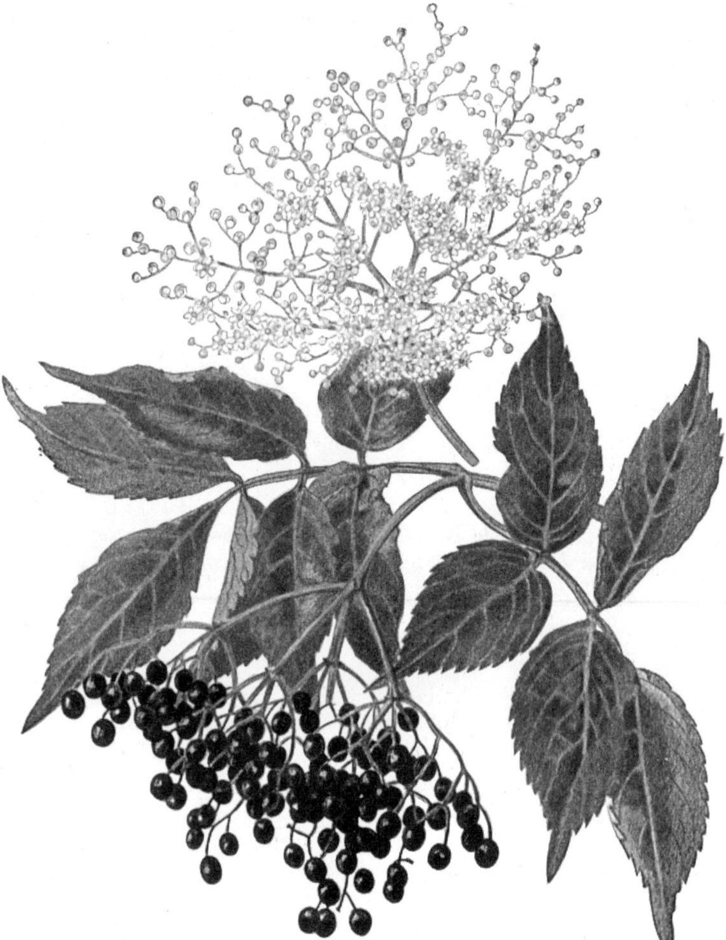

Dein Kind

In den letzten zwei Monaten des Schwangerschaftsjahres geht es sowohl um dein neugeborenes Kind als auch um dich. Dein Baby macht ungeheure Veränderungen durch, während es sich auf eine neue Umgebung und eine unabhängige Existenz einstellt. Die Anpassungsprozesse vollziehen sich auf der emotionalen, der spirituellen und der körperlichen Ebene. In den ersten Monaten gehören dazu unter anderem die Atmung, die Bewältigung von Kälte, Licht, Hunger und Einsamkeit, das Abheilen des Nabels, das Fokussieren der Augen und der Abbau überflüssiger roter Blutkörperchen. Außerdem beginnt die Verdauung zu arbeiten, und das Baby lernt, daß es andere Wesen gibt. Diese Veränderungen können reibungslos verlaufen oder mit Schwierigkeiten verbunden sein. In diesem Kapitel werden unschädliche Heilpflanzen und Mittel der Weisen Frauen vorgestellt, die die meisten lästigen und einige der beunruhigenden Probleme, die dir mit deinem neugeborenen Kind möglicherweise begegnen, verhindern und heilen können.

Die Atmung setzt nicht ein

○ Wenn das Kind nicht atmet, klemme die Nabelschnur nicht ab, und schneide sie nicht durch, bis die Plazenta entbunden ist. Dadurch wird das Kind nach der Geburt noch ein paar Minuten länger mit Sauerstoff versorgt.

○ Reinige die Atemwege (Mund und Nase) des Babys. Wenn du durch einfaches Auswischen und Absaugen nicht allen Schleim entfernen kannst oder der Schleim verfärbt ist, mußt du sofort Hilfe holen. Hebammen führen gewöhnlich eine einfache Absaugvorrichtung mit sich.

○ Klapse mit den Fingerspitzen leicht auf die Fußsohlen des Kindes, um den Atemreflex auszulösen.

○ Reibe Handgelenke, Schläfen und Lippen des Neugeborenen mit Bach Rescue Remedy (»Notfalltropfen«) ein.

○ Wenn das Baby nicht innerhalb einer Minute nach der Geburt zu atmen beginnt, muß eine Herz-Lungen-Wiederbelebung gemacht werden. Ärztinnen, Ärzte und viele Hebammen sind darin ausgebildet.

○ Gib nicht auf. Halte dein Kind nah bei dir, und sprich mit ihm, erzähle ihm, warum du es hier haben möchtest oder was immer dir einfällt.

Nabelpflege

Das abgeschnittene Ende der Nabelschnur kann eine Eintrittspforte für Bakterien sein. Da Bakterien feuchte, von der Luft abgeschlossene Räume vorziehen, empfiehlt es sich, den Nabelstumpf nicht zu bedecken und ihn sauber und trocken zu halten, bis er abfällt und der Nabel vollständig geheilt ist. Dem Baby erlauben, nackt zu sein, ist eine sehr gute Möglichkeit, Luft an den Nabel zu lassen und ihn trocken zu halten. Wenn du Windeln benutzt, achte darauf, daß der Nabel oberhalb der Windel ist. Die traditionellen Kräutermittel der Weisen Frauen beschleunigen den Heilungsprozeß und wirken Infektionen entgegen.

○ Betupfe den Nabelstumpf mit Honig. Das mag dir merkwürdig oder unsauber scheinen, aber Generationen von weisen bienenkundigen Frauen schwören, daß es Entzündungen vollkommen verhindert und den Nabel schnell trocknen läßt. Honig ist ein schützendes, steriles Verbandmittel und Adstringens für alle Wunden und Brandwunden und hilft sicher bei der Nabelpflege.

○ Betupfe den Nabel mit *Hamamelis*rindenwasser, benutze dafür ein weiches Tuch. Zaubernuß wirkt stark adstringierend, es läßt den Stumpf schnell heilen und sich schließen.

○ Betupfe den Nabel mit Ringelblumenwasser. Gib dafür eine Pipette voll (ca. 25 Tropfen) *Calendula*tinktur in 1/2 l Wasser.

○ Setze das nackte Baby jeden Tag einige Minuten dem Sonnenlicht aus. Frische Luft und Sonnenlicht sind kraftvolle Heiler und hervorragend zur Verhinderung von Entzündungen. Wenn das Wetter es nicht anders erlaubt, lege dein Kind in das Sonnenlicht, das durch ein Fenster fällt. Sonnenbäder haben für Neugeborene noch weitere Vorteile, siehe dazu Seite 123, 131.

○ Hebammen in der Stadt empfehlen, den Nabel mit dem adstringierenden Puder von Weleda zu bestäuben und mit einem Stück steriler Gaze zu bedecken.

○ Umschläge mit Beinwellblättern pflegen den Nabel des Kindes und den Damm der Mutter nach der Geburt. Äußerlich angewandt beruhigt Beinwell nach Rissen und Schnitten das Gewebe, lindert Schmerzen und beschleunigt deutlich den Heilungsprozeß. Mache die Umschläge mehrmals täglich, aber jeweils höchstens fünf Minuten lang.

○ Rosmarin
Die antiseptischen und heilenden Eigenschaften von *Rosmarinus officinalis* können leichte Entzündungen des Nabelstumpfes beseitigen. Trage jedesmal, wenn du die Windeln wechselst, Rosmarintinktur oder pulverisierten Rosmarin direkt auf den Nabel auf. Rosmarin läßt den Nabel schnell trocknen und wirkt keimtötend.

○ *Echinacea*wurzel
Gib mehrmals täglich 1 oder 2 Tropfen der Tinktur aus *Echinacea augustifolia* oder *E. purpurea* direkt auf den Nabelstumpf. Sie fördert die schnelle Abheilung, hält Bakterien ab und beseitigt leichte Entzündungen. Eine Frau, bei der nach einer Kolostomie (chirurgische Anlegung einer Dickdarmfistel zur Ableitung von Stuhl) die Wunde noch Monate nach der Operation offen und leicht entzündet war, erzählte, daß 3 Tropfen *Echinacea*tinktur auf die Wunde und eine Nacht ohne den Kolostomiebeutel eine vollständige Heilung bewirkten. Wenn der Nabel offensichtlich entzündet ist, d.h. gerötet, extrem berührungsempfindlich oder eitrig, wende *Echinacea*tinktur innerlich an. Die übliche Dosis ist einmal am Tag 2 Tropfen der Tinktur pro kg Körpergewicht. Wenn du geschickt bist, gibst du deinem Kind die Tinktur beim Stillen, indem du eine Pipette mit deiner Brustwarze in den Mund des Babys gleiten läßt. Du kannst *Echinacea* auch selbst einnehmen und die Wirkstoffe deinem Kind durch die Muttermilch weitergeben. Trinke dreimal täglich fünfzehn bis zwanzig Minuten vor dem Stillen eine 1/2 Tasse des Infuses oder nimm von der Tinktur eine Pipette voll in etwas Wasser. In welcher Form

auch immer du es anwendest, setze die Behandlung mindestens eine Woche lang oder, bis die Entzündung vollkommen beseitigt ist, fort.

Augenbehandlung nach der Geburt

Letztes Jahr sah ich einen Film über das Leben einer blinden Frau. Anschließend sprach sie selbst und beantwortete Fragen. Die erste Frage war, ob sie von Geburt an blind sei. »Oh nein«, sagte sie, »der Arzt hat mich mit seinen Augentropfen blind gemacht«.

Im Krankenhaus wird jedem Kind kurz nach der Geburt routinemäßig eine Silbernitratlösung in die Augen getropft, dies ist sogar gesetzlich vorgeschrieben. Die Tropfen sollen das Kind vor der Erblindung durch eine Infektion der Augen mit Gonokokken schützen, die bei der Geburt von der Mutter auf das Baby übertragen werden können. Bei unsachgemäßem Gebrauch kann Silbernitrat zu Blindheit führen. Selbst bei richtiger Anwendung reizen die Tropfen die empfindlichen Augen des Neugeborenen sehr stark. Viele Hebammen benutzen kein Silbernitrat, wenn du dies ausdrücklich wünschst. Sie sagen, daß eine schwere Infektion der Augen leicht festzustellen und zu behandeln sei und daß die Reizungen durch die Tropfen in den seltenen Fällen, in denen eine Infektion mit Gonorrhöe vorliegt, die Anzeichen dafür überdecken.

Wenn du schwanger bist und dein Baby vor den körperlichen und emotionalen Nachteilen der Silbernitratbehandlung bewahren möchtest, plane eine Hausgeburt, und laß etwa vierzehn Tage vor dem errechneten Geburtstermin eine Kultur anlegen, um eine eventuell vorhandene Gonorrhöe festzustellen. (Manche Hebammen raten bei einem negativen Ergebnis dazu, den Test zu wiederholen, da es eine Fehlerquote von 20 Prozent gibt.) Wenn nötig, verwende alternativ die folgenden Augentropfen.

O *Echinacea*, das pflanzliche Antibiotikum, ist dazu in der Lage, mit jeglichen Bakterien oder Viren in den Augen des eben geborenen Kindes fertigzuwerden. Setze ein Infus an, wenn die Wehen beginnen, und laß es bei Zimmertemperatur so lange ziehen, bis du es brauchst. Seihe das Infus sorgfältig durch ein Tuch oder einen Kaffeefilter ab, um alle Pflanzenteile zu entfernen. Tropfe mit einer sterilen Pipette mehrere Tropfen in jedes Auge. Du kannst auch die verdünnte Tinktur nehmen (5 bis 6 Tropfen auf 30 ml Wasser), aber sie kann die Augen leicht reizen.

○ Ein Augenwasser aus Kanadischer Gelbwurz und Augentrost ist das pflanzliche Standardmittel bei allen Augenproblemen. Übergieße 15 g getrockneten Augentrost und 2 ganze Gelbwurzwurzeln mit 1/2 l Wasser, und lasse es mindestens acht Stunden ziehen. Seihe die Flüssigkeit sehr sorgfältig durch einen Kaffeefilter oder ein Baumwolltuch, und hebe sie dann im Kühlschrank oder im Gefrierfach auf. Du kannst sie bis zu einem Monat aufbewahren, wenn du sie schon frühzeitig herstellen willst. Nimm keine pulverisierte Gelbwurz, da von dem Pulver immer etwas in der Flüssigkeit zurückbleibt.

Entzündungen der Augen

Häufige Ursachen von roten, verklebten Augenlidern und Reizungen der Augen beim Neugeborenen sind: blockierte Tränengänge, Reizungen durch Silbernitrat oder verschreibungspflichtige Antibiotika-Tropfen, Pilzinfektionen, Einschluß-Konjunktivitis (Bindehautentzündung), Infektion mit Gonorrhöe und bakterielle Konjunktivitis.

○ Schwaches Salzwasser oder die Mittel gegen bakterielle Konjunktivitis (siehe unten, vor allem Vogelmiere) öffnen blockierte Tränengänge und lindern Reizungen.

○ Verwende ein Infus aus Kanadischer Gelbwurz oder Rotklee, sorgfältig durchgeseiht, als Augenwasser oder -spülung. Augenwässer und Packungen aus Honigklee (*Melilotus officinalis*) oder Breitwegerich sind bei Entzündungen der Augen ausgezeichnet.

○ Die Einschluß-Konjunktivitis wird durch Chlamydien verursacht. Der Genitalbereich von etwa 10 Prozent aller Frauen ist mit diesen Erregern infiziert, meistens symptomlos. Ungefähr 50 Prozent der Babys dieser Frauen entwickeln eine Einschluß-Konjunktivitis. Chlamydieninfektionen zeigen sich meistens in den ersten beiden Wochen nach der Geburt, nur gelegentlich nach etwa sechs Wochen. Wenn sie nicht behandelt wird, kann die Einschluß-Konjunktivitis zu bleibenden Narben auf den Bindehäuten führen. Es heißt, daß eine Behandlung mit verschreibungspflichtigen Medikamenten, wenn sie innerhalb von fünfzehn Tagen durchgeführt wird, die Entzündung beseitigt und die Entstehung von Narben verhindert. Ich habe keine Informationen über pflanzliche Mittel, mit denen die Infektion wirksam behandelt werden kann. Ich würde es (natürlich) mit *Echinacea* versuchen.

○ Gonokokken-Infektionen zeigen sich bald nach der Geburt, meistens innerhalb der ersten Woche. Eine unbehandelte Gonokokkeninfektion der Augen kann beim neugeborenen Kind zu Blindheit führen. Das kann durch eine Antibiotikabehandlung, die innerhalb einer Woche stattfinden sollte, verhindert werden.

Bindehautentzündung

Bindehautentzündung oder Konjunktivitis ist eine bakterielle Entzündung der Konjunktiven (Bindehäute), die die Augenlider und den Augapfel auskleiden. Sie ist ziemlich ansteckend und verbreitet sich leicht durch den Kontakt mit dem Exsudat (Eiter) auf Handrücken, Bettwäsche oder den Fingern. Sei sehr vorsichtig, damit du nicht durch eine gedankenlose Berührung deine eigenen Augen infizierst oder die Entzündung von einem Auge des Kindes auf das andere überträgst.

○ Muttermilch ist das bevorzugte Heilmittel von Müttern und Hebammen. Spritze bei leichten Entzündungen 1 oder 2 Spritzer von der Brust direkt ins Auge. Bei schweren, festsitzenden Infektionen spüle das Auge mindestens fünfmal täglich mit ungefähr 1 Eßlöffel frischer Muttermilch. *Achtung:* Benutze dieses Mittel nicht, wenn die Mutter Mastitis (Brustdrüsenentzündung) hat.

☆ Vogelmiere

Dieses verbreitete kleine (Un)Kraut, *Stellaria media*, wächst im Überfluß auf der ganzen Welt. Es ist mein bevorzugtes Mittel gegen Konjunktivitis. Das frische Kraut ist so wirksam, daß die Entzündung manchmal innerhalb eines Tages verschwindet. Übergieße 1 Handvoll der grünen Stengel, Blätter und winzigen Blüten mit kochendem Wasser. (Wenn du nur getrocknete Vogelmiere hast, weiche sie fünfzehn Minuten lang, oder bis sie sich vollgesogen hat, ein. Lege das warme Pflanzenmaterial direkt auf das Lid des betreffenden Auges auf, und laß es dort, bis es abkühlt. Wirf das Pflanzenmaterial anschließend weg. Mach diese Auflagen vier- bis zehnmal am Tag, je nachdem, wie schwer die Entzündung ist. Du kannst mit sofortigen, drastischen Ergebnissen rechnen. Innerhalb von achtundvierzig Stunden sollte die Entzündung vollständig abklingen. Setze die Behandlung noch ein bis zwei Tage fort, nachdem die Symptome verschwunden sind, damit die Heilung vollständig ist und es keinen Rückfall gibt.

○ Zur Behandlung leichter Augenbeschwerden verwenden Mütter,

Hebammen und pflanzenkundige Weise Frauen eine große Anzahl verschiedener Heilpflanzen. Die meistgebrauchten sind Kamille, Augentrost, Ringelblume und Kanadische Gelbwurz. Bereite einen Tee aus einem oder mehreren dieser Kräuter, seihe ihn sorgfältig durch und benutze ihn für Umschläge oder zum Spülen der Augen deines Babys. Versuche es auch mit etwas Zitronensaft oder einigen Tropfen *Calendula* tinktur in 1/4 l Wasser.

○ Weise Frauen in China lecken die Augen ihrer neugeborenen Kinder ab, um Konjunktivitis vorzubeugen oder sie zu behandeln. Speichel hat mit Sicherheit eine Heilwirkung und die Infektion greift nur die Augen an, es ist also eine unbedenkliche Methode.

○ *Achtung:* Wenn du eine Bindehautentzündung mit diesen Mitteln behandelst und innerhalb von drei Tagen keine Besserung feststellst, suche sofort jemanden auf, die/der eine Diagnose stellen kann.

Gelbsucht

Es gibt drei verschiedene Formen von Gelbsucht, die beim Baby auftreten können: Physiologische Gelbsucht, Muttermilchgelbsucht und pathologische Gelbsucht. Bei allen Formen nehmen die Haut und die Augen einen gelblichen Farbton an. Obwohl es dich vielleicht erschreckt, wenn du siehst, daß dein Baby gelb wird, brauchst du in den ersten beiden Fällen nichts zu befürchten. Die pathologische Gelbsucht kann unbehandelt jedoch zu Hirnschädigungen führen. Welche Form vorliegt, läßt sich anhand des allgemeinen Gesundheitszustandes des Kindes, des Bilirubinspiegels im Blut und des Anstiegs oder Abfalls der Bilirubinwerte feststellen. Lies diesen Abschnitt sehr genau durch und laß eine professionelle Diagnose erstellen, bevor du versuchst, eine Gelbsucht selbst zuhause zu behandeln.

Vorbeugung

Gelbsucht entsteht für gewöhnlich so: Das Kind wird in der Schwangerschaft durch deine Plazenta mit Sauerstoff versorgt. Das sauerstoffreiche Blut aus der Plazenta vermischt sich mit dem sauerstoffarmen Blut des Fetus. Um aus diesem vermischten Blut genug Sauerstoff zu bekommen, braucht der Fetus eine große Anzahl roter Blutkörperchen. Nach der Geburt versorgt das Baby sich selbst mit Sauerstoff und braucht nicht mehr so viele rote Blutkörperchen. Die überflüssigen Blutzellen werden mittels eines Enzyms aus der Leber abgebaut. Die noch nicht voll funktionsfähigen Verdauungsorgane können die zerfallenden Blutkörperchen jedoch nicht vollständig verarbeiten. Bilirubin, ein Nebenprodukt dieses Zerfallsprozesses, wird wieder ins Blut resorbiert (aufgenommen) und färbt dann die Haut und das Weiße der Augen gelb.

○ Achte während der Schwangerschaft darauf, daß deine Ernährung reich an Mineralstoffen, Vitaminen und Eiweiß ist. Die Kinder gut ernährter Mütter haben eine gesunde Leber, die die überschüssigen roten Blutkörperchen schneller verarbeiten kann.

○ Mache Löwenzahn zu einem Bestandteil deiner Ernährung in der Schwangerschaft und frühen Stillzeit, damit dein Kind eine kräftige Leber bekommt. Iß Löwenzahnblätter roh oder gekocht, und nimm Löwenzahnwurzel als Tinktur oder Dekokt. Nimm in den letzten drei Monaten der Schwangerschaft mehrmals pro Woche 1 Eßlöffel des Dekokts oder 10 Tropfen der Tinktur, oder iß einmal wöchentlich eine Mahlzeit mit Löwenzahn. Das ist vor allem dann ratsam, wenn du vorher ein Kind mit pathologischer Gelbsucht hattest.

○ Vermeide soweit wie möglich Medikamente während der Geburt. Oxytocin, das in Krankenhäusern routinemäßig benutzt wird, um Wehen auszulösen und die Geburt zu beschleunigen, erhöht den Bilirubinspiegel. Viele allopathische Medikamente und andere Belastungen verlangsamen die Arbeitsweise der Leber beim Neugeborenen, wodurch die Gelbsucht länger andauert.

○ Nur bei erhöhtem Gelbsucht-Risiko: Durchtrenne die Nabelschnur nach der Geburt so früh wie möglich. Wenn du länger wartest, erhält dein Kind von der Plazenta mehr Blut und mehr rote Blutkörperchen. Wenn es nicht gerade eine erhöhte Wahrscheinlichkeit für das Auftreten von Gelbsucht gibt, warte mit dem Durchschneiden der Nabelschnur.

○ Stille dein Baby in der ersten Woche oft, mindestens alle vier Stunden. Babys, die oft gestillt werden, können das Bilirubin leichter ausscheiden und neigen weniger zu Gelbsucht. Achte darauf, genug Flüssigkeit zu dir zu nehmen, damit du reichlich Milch hast.

○ Stelle das Babybettchen in einen möglichst hellen Raum. In Krankenhäusern bekommen die Babys, die den Fenstern am nächsten liegen, am wenigsten leicht Gelbsucht.

Physiologische Gelbsucht

Physiologische Gelbsucht ist der Fachausdruck für die normale Gelbsucht des Neugeborenen, die meistens ein bis fünf Tage nach der Geburt auftritt. Circa 70 Prozent aller Babys zeigen in unterschiedlichem Maß Symptome physiologischer Gelbsucht. Blonde Babys und Babys indianischer Frauen, Babys, die unter Einsatz von Medikamenten zur Welt kommen, die nicht sofort und nicht, wenn sie wollen, an der Brust trinken dürfen, und Frühgeborene entwickeln eher eine schwere physiologische Gelbsucht. Die Symptome sind eine Gelbfärbung der Haut und der Augen und Bilirubinwerte von 12 oder mehr, die nach dem dritten Tag schnell abfallen; das Kind ist lebhaft. Wenn dein Baby gut trinkt, kannst du eine physiologische Gelbsucht ruhig zuhause behandeln. Die Grundregel ist hier: »Ein gelbes Baby, das sich gesund verhält, ist ein gesundes Baby.« Normalerweise verschwinden die Symptome innerhalb einer Woche.

○ Stillen, stillen, stillen. Die Muttermilch, vor allem die Vormilch (Kolostrum), unterstützt die Entwicklung einer gesunden Darmflora beim Neugeborenen, die nötig ist, um die zerfallenden roten Blutkörperchen zu binden und auszuscheiden. Das Kind bekommt durch das Stillen auch mehr Eiweiß, das das Gehirn vor Schädigungen bei einem erhöhten Bilirubinspiegel schützt. Stille sofort und stille häufig.

○ Zieh dein Baby nackt aus. Bedecke seine Augen, und laß es von der Sonne bescheinen. Sonnenlicht baut Bilirubin ab. Das empfohlene Minimum sind täglich fünf Minuten Sonne am frühen Vormittag oder späten Nachmittag, auch wenn das Licht durch Wolken oder eine Glasscheibe gebrochen wird. Setze diese Sonnenbäder mindestens eine Woche lang fort, oder mach sie solange, bis die Hautfarbe des Babys wieder normal ist.

○ Trinke Katzenminzetee, den die Hebammen in den Appalachen gegen Gelbsucht empfehlen, und biete deinem Baby auch etwas davon an. Er soll sehr gut wirken, wenn die Mutter täglich mindestens 2 Tassen davon trinkt, am besten direkt vor dem Stillen.

○ Ergänze die in den ersten Tagen spärlich fließende Milch durch Beinwellblättertee für dein Baby. Beinwell war in der letzten Zeit ziemlich umstritten, und viele Frauen haben deswegen Angst, ihn ihrem Baby zu geben. Der Stoff, um den es ging, findet sich jedoch nur in frischen, jungen Plfanzen, der Tee aus den getrockneten Blättern ist unschädlich und hilfreich. Beinwellblätter enthalten verschiedene Aminosäuren, die für das Gehirnwachstum des Fetus und des Babys notwendig sind. Außerdem unterstützt er die Ansiedlung nützlicher Darmbakterien im Darm des Neugeborenen.

O Behandle Gelbsucht mit einem Infus aus Odermennig. Dieses (Un)Kraut ist auf der ganzen Welt ziemlich leicht zu finden. Weise Frauen benutzen es zur Behandlung von Beschwerden und Erkrankungen der Leber, der Gallenblase, der Milz und der Nieren. Pflücke die ganze Pflanze, wenn sie blüht, und trockne sie. Trinke mehrmals täglich vorm Stillen eine halbe Tasse des angenehm schmeckenden, aber zusammenziehenden Infuses. Das Baby bekommt die wirksamen Stoffe über die Muttermilch.

O Wenn dein Baby eine schwere Gelbsucht hat, nimm Löwenzahn zu Hilfe. Trinke Löwenzahnwurzel-Infus oder -Dekokt schluckweise über den Tag verteilt. Es schmeckt bitter, ist aber erträglich, wenn du etwas Salz (kein Süßmittel) hinzugibst. Du kannst das Infus oder Dekokt auch tropfenweise dem Kind selbst geben. In jedem Fall regt Löwenzahn die Arbeit der Leber an und unterstützt sie. Es gibt keine Einschränkung für die Menge von Löwenzahn, die du nehmen kannst (abgesehen von seinem Geschmack). Die tägliche Mindestmenge ist 1 Tasse des Infuses für dich oder 1 Teelöffel des Dekokts für dein Baby.

Muttermilchgelbsucht

Diese Form der Gelbsucht tritt gewöhnlich irgendwann nach den ersten zwei Lebenswochen des Kindes auf. Sie ist ziemlich selten, sie kommt nur bei 0,5 Prozent aller Babys vor und nur bei Kindern, die gestillt werden. Sie haben Bilirubinwerte bis zu 20, gelbe Haut, gelbe Augen und sind munter. Wie der Name sagt, wird diese Art der Gelbsucht durch Muttermilch verursacht. Es sind Hormone in der Milch, die gelegentlich als Widersacher der Enzyme, die die roten Blutkörperchen abbauen, wirken. Eine Muttermilchgelbsucht bleibt häufig bis zu zwei Monaten lang bestehen.

O Entspanne dich. Es ist nicht wirklich notwendig, Muttermilchgelbsucht zu behandeln, wenn dein Baby gesund und munter ist und gut trinkt.

○ *Chelidonium majus* (Schöllkraut) ist eines der homöopathischen Mittel bei allen Arten von Gelbsucht. Die Kraft der leuchtendgelben Blüten und des orangefarbenen Saftes dieser Pflanze hilft die Leberfunktion zu stärken. Homöopathisches *Chelidonium* ist angezeigt, wenn das Baby lethargisch ist, *Arsenicum*, wenn es unruhig ist, und *Bryonia*, wenn es sehr durstig ist. *Achtung:* Benutze Schöllkraut nicht als Pflanze, sondern nur in der homöopathischen Potenz oder als Blütenessenz.

○ Wenn dein Kind immer stärker gelb wird und du denkst, es könnte Muttermilchgelbsucht haben, höre für kurze Zeit, höchstens achtundvierzig Stunden, mit dem Stillen auf. Wenn es wirklich Muttermilchgelbsucht hat, wird der Bilirubinwert um 5 bis 10 Punkte fallen. Fange sofort wieder an zu stillen. Es gibt keinen Grund, mit dem Stillen aufzuhören, es kann die Schwierigkeiten sogar verschlimmern, wenn du dem Kind diese Art der Nähe und Zuwendung entziehst. Wende dich um Hilfe zum Beispiel an deine Hebamme, bevor du weniger stillst oder ganz damit aufhörst.

○ Frischer Weizengrassaft in kleinen Mengen fördert die Enzymaktivität in der Leber und im Darm deines Babys (siehe Seite 61). Du kannst ihm täglich bis zu 20 Tropfen geben. Wenn du ihm die Wirkung lieber über die Muttermilch weitervermitteln willst, trinke selbst Weizengrassaft, und steigere die Menge allmählich bis auf 60 g täglich. In großen Mengen kann dieses Chlorophyllkonzentrat leichte Nebenwirkungen haben, zum Beispiel Übelkeit.

Pathologische Gelbsucht

Die Ursache einer pathologischen Gelbsucht sind pathologische Prozesse beim Neugeborenen wie zum Beispiel eine Rhesus- oder ABO-Unverträglichkeit des Blutes, Schädigungen oder Mißbildungen der Leber oder Folgewirkungen von bestimmten Medikamenten oder Drogen. Die Gelbsucht tritt in der ersten Lebenswoche und oft am ersten Tag auf. Haut und Augen des Babys sind gelb, die Bilirubinwerte liegen bei 12 oder höher und steigen nach dem dritten Tag weiter an, und das Baby ist lethargisch und zeigt Anzeichen der Dehydration (Austrocknung). *Achtung:* Es ist nicht ratsam, eine pathologische Gelbsucht ohne professionelle Hilfe durch eine erfahrene Ärztin oder einen Arzt zuhause zu behandeln. Wenn sie nicht behandelt wird, kann sie zu Schädigungen des Gehirns führen.

Koliken

Das brüllende Schreien meines Babys, wenn es Koliken hatte, war eine der schwersten Prüfungen für mich als frischgebackene Mutter. Das Verdauungssystem deines Babys ist bei der Geburt noch nicht voll entwickelt. Koliken (schwere Bauchschmerzen) werden durch krampfartige Kontraktionen des Darms oder sich im Darm ansammelnde Gase verursacht. Sei dir bewußt, daß du einen großen Einfluß auf die Verdauung deines Kindes hast. Wie du dich fühlst, was du ißt (solange du stillst), ob du dich sicher fühlst und es dir gut geht, all das und weitere individuelle Faktoren entscheiden mit, ob dein Kind Koliken bekommt oder nicht. Wende diese Mittel in beliebiger Reihenfolge an, sie sind alle mild, unschädlich und wirksam.

Allgemeine Vorbeugungsmaßnahmen

○ Stille oder füttere das Baby häufig. Zahlreiche kleine Mahlzeiten verursachen weniger leicht Koliken als wenige große.

○ Beschwichtige dein Kind während du stillst oder fütterst durch Hautkontakt. Das beruhigt das Kind und fördert eine gute Verdauung.

○ Die LaLeche League empfiehlt eine bestimmte »Kolikhaltung«. Laß dein Baby so auf deinem Arm liegen, daß sein Kopf in deiner Ellenbeuge ruht und die Beine in deiner Hand. Achte darauf, daß der Kopf des Kindes höher als die Füße liegt, während es trinkt.

Vermeidung von Koliken bei Muttermilchernährung

○ Iß in den ersten sechs Monaten der Stillzeit keine kohlartigen Gemüse (Brokkoli, Rosenkohl, weiße Rüben, Rettiche, Grünkohl, Blumenkohl und alle anderen Kohlsorten), Zwiebeln oder Knoblauch. Sie sind alle reich an Schwefel, der bei dir und bei deinem Kind die Entstehung von Darmgasen fördert.

○ Trinke höchstens 1 kleines Glas Pflaumensaft täglich. Jedes Abführmittel kann die Verdauung deines Babys durcheinanderbringen.

○ Meide Schokolade, Erdnüsse, Erdnußbutter, Zucker und Weißmehl. All diese Nahrungsmittel stören und verlangsamen die Verdauungsprozesse im Darm.

○ Streiche mögliche Allergene (Stoffe, die Allergien hervorrufen können) aus deiner Ernährung. Nahrungsmittelallergien gegen Soja, Weizen, Mais, Milchprodukte oder Pektin (in fast allen Früchten) können Koliken verursachen.

○ Stille in einer ruhigen, geschützten Umgebung. Wenn die äußeren Umstände dem nicht entsprechen, erschaffe sie innerlich (geistig).

Vermeidung von Koliken bei Flaschenkindern

○ Wenn du dein Kind mit der Flasche ernährst, gib ihm, wenn möglich, Ziegenmilch. Erinnere dich daran, wie gut »Heidi« sich bei Ziegenmilch und frischer Luft entwickelte. Kuhmilch enthält siebenmal so viel Kasein (ein Eiweiß) wie Muttermilch und sehr große Fettkügelchen. Dadurch ist sie viel schwerer zu verdauen und wirkt gasbildend. Ihr niedriger Milchzuckergehalt erschwert die Lebensbedingungen der »richtigen« Bakterien (Laktobacillus) im Darm des Babys und fördert auch dadurch Koliken. Ziegenmilch enthält die gleiche Menge Kasein wie Muttermilch, sehr kleine Fettkügelchen und viel Laktose.

○ Wenn du keine frische Ziegenmilch bekommen kannst, reichere Kuhmilch mit einem Acidophiluspräparat (Mittel für eine gesunde Darmflora auf der Basis nützlicher Acidophilus(darm)bakterien) an. Verbessere ihre Verdaulichkeit, indem du in jedes 250-ml-Milchfläschchen einen Eßlöffel eines Flüssigpräparats oder das Pulver aus einer Kapsel gibst (öffne sie, und schütte das Pulver in die Milch). Falls du Acidophilus nicht erhältst, nimm ersatzweise einen Eßlöffel frischen Joghurt.

Mittel gegen Koliken

☆ Benutze aromatische Kräutersamen wie Fenchel, Anis, Kümmel, Dill, Kreuzkümmel und Koriander zur Vorbeugung und Behandlung von Koliken. Trinke direkt vorm Stillen 1 Tasse Tee aus diesen Samen, ihre krampflösenden und carminativen (Gase bindenden oder austreibenden) Inhaltsstoffe gelangen schnell in die Muttermilch. Du kannst dem Baby den Tee auch in einer Flasche zu trinken geben. Du bereitest ihn zu, indem du 1 knappen Teelöffel von irgendeiner Sorte dieser Samen mit einer Tasse kochendem Wasser aufbrühst und sie höchstens fünfzehn Minuten ziehen läßt. Seihe den Tee sehr sorgfältig durch, bevor du ihn in die Flasche füllst. Du kannst ihn warm oder eisgekühlt trinken (siehe Anhang II, »Stillgetränk«).

○ Die Hebammen im Appalachengebirge schwören auf Katzenminzetee bei Koliken. Er wirkt krampflösend (auf den Darm) und schlaffördernd. Eine meiner Freundinnen benutzt ihn, um ihr Baby zum Schlafen zu bringen, wenn es besonders eigen ist. Sie sagt, daß das sehr gut funktioniert.

○ Zieh deinem Baby nasse Wollsöckchen an und ein paar trockene Baumwollsöckchen darüber, wenn es Koliken hat. Das Kind wird sich wahrscheinlich entspannen und bald einschlafen. Ich weiß nicht, wie das funktioniert, es klingt merkwürdig, aber schlaflose Mütter sind von der Methode begeistert.

Soor

Candida albicans ist ein Pilz, der normalerweise als Teil der Körperflora mit uns in einer symbiotischen Verbindung lebt. In Zeiten starker Belastung kann er sich unverhältnismäßig stark vermehren und sich in der Vagina, dem Darm, Mund und Kehle, Brustwarzen und Armbeugen ansiedeln. Als Pilzinfektion der Vagina ist er eine der Ursachen von Weißfluß oder Leukorrhöe. Wenn er sich im Darm ausbreitet, verursacht er Nahrungsmittelallergien und schwächt die Abwehrkräfte des Körpers gegen Krankheiten. Candida-Infektionen von Mund und Kehle oder in den Armbeugen eines Babys oder auf den Brustwarzen einer stillenden Mutter werden als Soor bezeichnet. Wenn dein Kind hungrig zu sein scheint, sich aber unruhig bewegt, anstatt zu trinken, hat es möglicherweise Soor. Untersuche seine Mundhöhle — sind die Innenseiten der Wangen und die Kehle röter als sonst? Suche nach weißen Flecken auf der Schleimhaut der Wangen und anderer Bereiche, es sind Pilzkolonien. An den Brustwarzen und in den Armbeugen bewirkt Soor, daß die Haut schuppig, rot und wund wird.
Zur Behandlung von Soor gibt es verschiedene ausgezeichnete Methoden, darunter diese Mittel. Wenn sie erfolgreich sind, gehen die Symptome innerhalb von drei Tagen zurück oder verschwinden. Du mußt sie aber mehrere Wochen lang benutzen, um die Infektion völlig zu beseitigen und ein Wiederaufkommen zu verhindern. Die Mittel sind alle gleich stark.

○ Unabhängig davon, was für ein Mittel du benutzt, mußt du sehr auf Hygiene achten, damit du die Infektion nicht weiterverbreitest. Wasch dir jedesmal die Hände, wenn du auf der Toilette warst und wenn du den Mund des Babys oder deine Brustwarzen berührt hast.

○ Behandle die Mundschleimhaut deines Babys jedesmal nach dem Stillen/Füttern mit Joghurt. Wer Brot bäckt, weiß, daß Hefe in Anwesenheit von Joghurt sehr schlecht wächst, und tausende von Frauen haben die Wirksamkeit von Joghurt zur Behandlung vaginaler Pilzinfektionen bestätigt. Am besten ist selbstgemachter Joghurt, Acidophilus-Joghurt ist die zweitbeste Lösung, aber im Grunde kannst du jeden Joghurt mit lebenden Kulturen verwenden. Tauche einen Finger hinein, und laß das Baby daran saugen, wasche den Finger anschließend. Oder betupfe die weißen Flecken mit einem joghurtgetränkten Wattetupfer, und wirf diesen danach weg. Du kannst auch Joghurt zu kleinen Würfeln gefrieren lassen und sie deinem Baby in den Mund geben. Mache danach gründlich sauber. Schmiere auch deine Brustwarzen mit Joghurt ein; wasche sie vor dem Stillen. Achte sorgfältig darauf, deinen Joghurt nicht mit Candidapilzen zu infizieren.

○ Löse 1 gestrichenen Teelöffel Natron in 1/4 l Wasser auf. Wische jedesmal nach dem Stillen die Innenseite der Wangen, das Zahnfleisch und die Zunge des Babys mit dieser Lösung ab; nimm dazu immer einen frischen Wattetupfer. Stell die Lösung jeden Tag frisch her und rühre sie gut um, bevor du sie benutzt. Halte Soor von deinen Brustwarzen ab, indem du sie nach dem Stillen in einer Lösung aus 1 Eßlöffel Essig oder Zitronensaft auf eine Tasse Wasser badest. Diese Lösung braucht nicht täglich frisch hergestellt zu werden.

○ Weiche Wegerichsamen in gerade soviel Wasser, daß sie bedeckt sind, über Nacht zum Aufquellen ein. Tupfe die geleeartige Flüssigkeit auf die weißen Soor-Flecken. Breitwegerichsamen gelten als spezifisches Mittel gegen Soor. Du kannst die Samen von *Plantago major* im Herbst leicht sammeln. Wenn du sie nicht geerntet hast, kannst du möglicherweise *Psylliumsamen* (von *Plantago psyllium* und *P. ovata*) im Handel bekommen. Alle Arten von Wegerichsamen sind sehr schleimig und klebrig.

○ Bereite aus einem 1/2 Teelöffel Kanadische-Gelbwurz-Tinktur in 1 Tasse kochendem Wasser einen Tee. Nimm zwei bis dreimal täglich 1 Teelöffel des zimmerwarmen Tees pro 10 kg Körpergewicht. *Hydrastis canadensis* in dieser Form vernichtet Hefekolonien lokal, d.h. im Mund, und im gesamten Organismus. Ich würde dies nur als letztes Mittel probieren, da Säuglinge unwillkürlich den stark bitteren Geschmack, der lange im Mund bleibt, ablehnen. *Achtung:* Kanadische Gelbwurz kann nützliche Darmbakterien vernichten, Durchfall verursachen und vermehrt Koliken auslösen, wenn sie im Übermaß genommen wird.

Windelekzem

Mir ist noch keine Frau mit einem Kind begegnet, das nicht zu irgendeinem Zeitpunkt mit einem Windelekzem zu tun gehabt hätte. Es kann verschiedene Ursachen haben, zum Beispiel Pilzinfektionen, Reizungen durch Papierwindeln, allgemein empfindliche Haut, Reaktionen auf das Waschmittel, mit dem die Windeln gewaschen werden, Verdauungsstörungen durch Nahrungsmittel, die die stillende Mutter gegessen hat, und Reaktionen auf Antibiotika. Die Mittel sind nach zunehmender Stärke geordnet.

Vorbeugung

○ Das beste Mittel zur Vorbeugung (und Behandlung) von Windelekzemen ist, keine Windeln zu benutzen! In Uganda tragen Mütter ihre ungewindelten Babys am Körper festgebunden, direkt an ihren nackten Brüsten. Sie sagen, es sei einfach, zu merken, wann das Kind »muß«, und sie würden nie beschmutzt werden. Viele Mütter haben beobachtet, daß ihre Säuglinge zu bestimmten Zeiten in Verbindung mit dem Stillen Stuhlgang haben.
Du kannst das Kind auf einer Unterlage aus saugfähigem Material schlafen lassen. Torfmoos ist ziemlich saugfähig. Indianische Frauen in Amerika benutzten den flaumigen Teil des Rohrkolbens. Der einfachste, aber auch kostspieligste Windelersatz ist eine Schaffellunterlage im Babybett, die viel Feuchtigkeit absorbiert und leicht zu waschen ist. (Eine Mutter wies darauf hin, daß die Kosten des Schaffells nicht höher waren als die gesammelten Ausgaben für das Waschen von Stoffwindeln oder Kaufen von Wegwerfwindeln und daß es einen wunderschönen Läufer abgegeben habe, nachdem es seine Aufgabe als Windelersatz erfüllt hatte.)

○ Wechsle die Windeln sofort, wenn das Baby gekackt hat, und spüle seinen Po mit klarem Wasser ab. Denke daran, es gut abzutrocknen.

○ Auch am Waschtag kannst du etwas dafür tun, Windelekzemen vorzubeugen. Verwende lieber Seifenflocken als synthetische Waschmittel, Ammoniak und Bleichmittel. Tu etwas Essig ins letzte Spülwasser, und laß die Windeln an der Sonne trocknen, wann immer das möglich ist.

○ Benutze statt Talkum oder handelsüblichem Babypuder lieber Pfeilwurzmehl oder Tonerdepulver. Talkum gilt als krebserregend, parfümierte, kommerzielle Puder können Hautausschläge verursachen.

○ Benutze statt Pflegelotionen oder Vaseline Olivenöl, Weizenkeimöl, Wegerichöl oder andere reine Öle. Lotionen sind meistens parfümiert und können bei empfindlicher Haut Reizungen hervorrufen. Vaseline ist ein Nebenprodukt von Petroleum, das die natürliche Resorption (Aufnahme)der öllöslichen Vitamine A, D und E behindert.

○ Meide Plastikwindelhöschen. Sie schützen die Bettwäsche, aber fördern die Entstehung von Windelekzemen. Wollhöschen sind eine gute Alternative. Wenn du dich dafür entscheidest, Plastikhöschen zu benutzen, schränke den Zeitraum, in dem dein Kind sie trägt, so weit wie möglich ein.

Mittel gegen Windelekzem

○ Nutze die heilenden Eigenschaften des Sonnenlichts! Wenn du den Po und die Genitalien deines Babys jeden Tag dem Sonnenlicht aussetzt, verschwinden selbst hartnäckige Windelekzeme. Draußen und stundenlang nackt sein ist für das Baby am besten, aber sogar fünf Minuten Sonnenlicht, das durch eine Fensterscheibe fällt, hilft.

☆ Wegerich

Dieses (Un)Kraut, das Gehwege und Straßen säumt und aus den Rissen städtischer Bürgersteige wächst, ist das Ende jedes Windelekzems. Benutze frische Blätter, getrocknete Blätter, Wegerichöl oder -salbe, um die Schmerzen und den Juckreiz zu lindern und das Windelekzem heilen zu lassen. Du kannst sowohl Breitwegerich *(Plantago major)* als auch Spitzwegerich *(P. lanceolata)* verwenden. Zerkleinere frische, saubere Wegerichblätter, und lege sie bei jedem Windelwechsel direkt auf die Haut des Babys auf. Laß getrocknete Blätter in heißem Wasser gut aufweichen, und mache damit über die Nacht einen Umschlag. Anleitungen zur Herstellung von Wegerichöl und -salbe findest du im Anhang II.

☆ Beinwellwurzelsalbe

Allantoin, das in den Wurzeln von *Symphytum officinale* konzentriert vorkommt, bewirkt, daß Hautzellen sich schnell regenerieren. Es ist für seine Heilwirkung bei Wunden, Reizungen und Hautausschlägen bekannt. In Form einer Salbe beruhigt, heilt und kräftigt Beinwell die

Haut, so daß sie nicht so leicht aufgescheuert oder gereizt wird. Stell deine eigene Beinwellwurzelsalbe her, kaufe sie fertig, oder mache Packungen mit der frischen, geriebenen Wurzel.
Salben, die anstelle der Wurzel Beinwellblätter enthalten und Salben aus Kanadischer Gelbwurz sind nicht so nützlich. Gelbwurz kann empfindliche Genitalien noch mehr reizen. Beinwellblätter enthalten weniger Allantoin als die Wurzeln und sind gegen Windelekzeme weniger wirksam.

Windelekzem bei Pilzinfektionen

Die hartnäckigsten Fälle von Windelekzem gehen oft auf eine Pilzinfektion in den genitalen Hautfalten zurück.

○ Verwende keine Maisstärke (Stärkepulver) zum Windeln. Obwohl sie als Ersatz für kommerzielle Puder empfohlen wird, kann sie bei manchen Babys das Wachstum von Pilzen fördern.

○ Gib deinem Baby möglichst keine Antibiotika oder abführend wirkende Nahrungsmittel. Jede Störung im Darm kann das Wachstum von Pilzen an den Genitalien fördern.

○ Alle Behandlungsvorschläge für Soor (Seiten 128-130) sind mit entsprechenden Abänderungen auch hier anwendbar. Behandle dein Kind mit sorgfältiger Hygiene, Joghurtsitzbädern, Essigwaschungen nach dem Bad, Kanadische-Gelbwurz-Puder und Packungen aus Wegerichsamen oder -blättern.

○ Schneide dem Pilz die Sauerstoffzufuhr ab, indem du das Windelekzem deines Babys mit Eiweiß oder einer lockeren Schicht Ton bedeckst. Laß die Substanz an der Luft trocknen, bevor du das Kind wickelst, oder verzichte eine Weile auf Windeln. Wiederhole die Anwendung nach Bedarf. Innerhalb von ein bis zwei Tagen kannst du ein Ergebnis erwarten.

○ Zinksalben und Bäder mit Epsomsalz beschleunigen die Heilung von Windelekzemen durch Pilzinfektionen.

○ Wenn du stillst und dein Baby immer wieder Pilzinfektionen hat, meide Nahrungsmittel, die Hefen enthalten. Hefen bewirken die Gärung von Wein, Bier und vielen anderen Spirituosen einschließlich Essig. Hefen treiben den Teig bei der Herstellung von Brot. Die Schalen aller

Früchte und Gemüse enthalten gewöhnlich viele wilde Hefen. Eine ausgewogene, hefearme Diät ist schwer aufrechtzuerhalten. Beende sie deshalb wieder, wenn du nicht innerhalb von zwei Wochen ein positives Ergebnis feststellst.

○ Obwohl es nicht ratsam ist, in einem Haushalt mit kleinen Kindern ätherische Öle aufzubewahren, wirst du vielleicht einige von ihnen als kraftvolle Mittel zur Beseitigung von Pilzinfektionen der Haut ausprobieren wollen. Mische 10 ml ätherisches Öl von Lavendel oder Myrtenheide (*Melaleuca viridiflora*) mit 100 ml eines hautfreundlichen Öls wie Mandel- oder Olivenöl, und trage es auf die Haut auf. Sei vorsichtig, wenn die Haut rissig/eingerissen/offen ist. Ätherische Öle können auf empfindlicher Haut brennen, auch wenn sie verdünnt sind.

Milchschorf

Milchschorf bildet gelbliche, ölige, manchmal schuppige Krusten auf dem Kopf des Säuglings und wird offensichtlich durch eine Überaktivität der Schweiß- oder Talgdrüsen verursacht. Er ist weder gefährlich noch ansteckend und braucht nicht behandelt zu werden.

○ Reibe den Kopf deines Babys mit einem beliebigen Speiseöl ein, und laß es über Nacht einwirken. Das löst den Schorf, und du kannst die Krusten am nächsten Morgen vorsichtig entfernen. Wenn der Milchschorf eine größere Fläche bedeckt, behandle so einen kleinen Bereich nach dem anderen. Wasche den Kopf gründlich nach jeder Ölbehandlung.

○ Massiere mehrmals täglich ein Infus aus Eichenrinde oder Schwarzen Tee gut in die Kopfhaut ein. Die adstringierenden Tannine helfen, die überschüssige Talgproduktion zu reduzieren.

○ Klettenwurzeltinktur kann die Talgproduktion der Kopfhaut wieder ins Gleichgewicht bringen. *Arctium*-Pflanzen haben eine günstige Wirkung auf die Talg- und Schweißdrüsen, besonders die der Kopfhaut. Sie wirken wie ein Tonikum; die beste Wirkung erzielst du, wenn du deinem Baby die Tinktur mindestens drei Wochen lang täglich gibst.
Säuglinge mit einem Körpergewicht von bis zu 10 kg können täglich 5 Tropfen in einer Flasche Saft oder Wasser bekommen; wenn sie mehr als 10 kg wiegen, kannst du ihnen 10 oder mehr Tropfen geben.

○ Die Tinktur aus den Blättern und Blüten des Feldstiefmütterchens kann Milchschorf schnell lindern. Diese hübsche kleine Blume ist weit verbreitet. Gib dem Baby bis zu einer Woche lang täglich 2 bis 5 Tropfen.

Infektionen und Fieber

Infektionskrankheiten wie zum Beispiel Lungenentzündung sind erschreckende und bedrohliche Gesundheitsstörungen. Fieber ist eine natürliche Abwehrmaßnahme des Körpers gegen Infektionen, aber sehr kleine Kinder bekommen leicht hohes Fieber und neigen deswegen zu Krämpfen. Viele Eltern gehen dann sofort zum Arzt. Ich habe mit einigen (zusammen)gearbeitet, die sich anders entschieden haben. Und ich vertraue mehr denn je auf die Heilkraft pflanzlicher Arzneien.

Vorbeugung

○ Nimm *Echinacea*tinktur zur Vorbeugung gegen Infektionen, wenn du im Krankenhaus Bakterien und Viren ausgesetzt bist, im Fall von ansteckenden, fiebrigen Erkrankungen, Grippe und Erkältungen in der Familie, verschmutzten oder tiefen Wunden und Insektenstichen. Zwei- bis dreimal täglich 5 bis 15 Tropfen von der stillenden Mutter genommen, schützen das Baby auf dem Weg über die Muttermilch vor Infektionen. Du kannst auch dem Kind direkt zweimal täglich 1 bis 2 Tropfen geben. Eine Anleitung zur Herstellung von *Echinacea*tinktur findest du im Anhang II.

Behandlung von Infektionen mit Echinacea

Ich habe erst drei Tage alte Babys gesehen, die schwere Infektionskrankheiten mit Hilfe von Liebe und Muttermilch von einer Mutter, die *Echinacea*-Infuse trank, überwanden. Auch ältere Kleinkinder sprechen außerordentlich gut auf *Echinacea* an. Ich habe ein Jahr alte oder noch ältere Kinder gesehen, die nach zwei Kuren mit *Echinacea* ihre Gesundheit wiedererlangten, nachdem sie von Geburt an immer Antibiotika bekommen hatten.

Die Wirkungsweise von *Echinacea* ist sehr verschieden von der Wirkungsweise allopathischer Antibiotika und anderer antibiotisch wirkender Pflanzen wie zum Beispiel Kanadischer Gelbwurz, die die Viren oder Bakterien direkt angreifen. Tatsächlich schwächen sie den Körper als Ganzes. *Echinacea* aktiviert und stärkt das Immunsystem: Thymusdrüse, Nebennieren und Lymphknoten. Genau diese Fähigkeit, das Immunsystem insgesamt anzuregen und zu unterstützen, macht *Echinacea* für die Vorbeugung und Behandlung aller Arten von Infektionen so wertvoll.

Echinacea ist auch ein gutes Fieberkraut. Es stört die notwendige Erhöhung der Körpertemperatur nicht (Bakterien und Viren gedeihen nicht bei mehr als 38 Grad Celsius), hält es aber immerhin so niedrig, daß es nicht zu Krämpfen kommt.
Ich habe *Echinacea* zehn Jahre lang benutzt und empfohlen und keine Nebenwirkungen oder allergischen Reaktionen beobachtet. (Andere Pflanzenkundige berichten von gelegentlichen leichten Magenverstimmungen.) Da *Echinacea* nicht direkt Bakterien abtötet, stört es selten die Darmflora und fördert keine Pilzinfektionen und Windelekzeme, wie das die meisten anderen Antibiotika tun. Ein weiterer Vorteil ist, daß wahrscheinlich keine Viren und Bakterien mutieren und die Wirkung von *Echinacea* zunichte machen können (indem sie resistent werden [Anm. d.Ü.]), so wie sie das jetzt als Reaktion auf »Wundermedikamente« (Antibiotika, Penicillin) tun. Seit Tausenden von Jahren verwenden Weise Frauen *Echinacea* zur Behandlung von Krebs, septischen Zuständen, giftigen Bissen oder Stichen und schweren Infektionen. Es wirkt immer noch, und da ich die Kraft dieser Wurzel gesehen habe, benutze ich sie zuversichtlich unter den schwierigsten Umständen.

Du kannst bei akuten Infektionen so viel *Echinacea* nehmen (oder geben), wie du willst, keine vernünftige Menge scheint eine Überdosis zu sein. Ich begrenze eine *Echinacea*behandlung meistens auf die Dauer von zwei Wochen und wiederhole sie, wenn nötig, nach einer zweiwöchigen Pause. Bei festsitzenden Infektionen und Infektionen, die mit mehreren Dosen allopathischer Antibiotika behandelt wurden, braucht es häufig zwei oder mehr Kuren mit *Echinacea*infus.
Kleine Kinder lehnen Echinacea weniger wegen des Geschmacks als vielmehr wegen der Empfindungen, die es im Mund hervorruft, ab. Wenn unverdünnte Tinktur direkt in den Mund gegeben wird, verursacht sie ein unangenehmes Kribbeln und Taubheitsgefühl. Mische die Tinktur statt dessen unter ein wenig Milch, Wasser oder Saft, und gib sie so verdünnt dem Baby mit einem Augentropfer, einem Löffel oder in der Flasche.

Fiebermittel

Es gibt viele, viele Fieberpflanzen. Diese folgenden halte ich für die wirksamsten und unschädlichsten für Säuglinge. Sie senken das Fieber, ohne heftige Schweißausbrüche zu bewirken. Sie sind alle gleich wirksam, aber ich verwende am liebsten Holunder.

○ Presse eine 1/2 Zitrone aus, und gib den Saft in 1 Tasse voll sehr heißem Wasser. Wenn du magst, füge etwas Ahornsirup hinzu. Seihe die Flüssigkeit sorgfältig ab, um alles Fruchtfleisch der Zitrone zu entfernen. Gib sie deinem Kind in einer Flasche. Dieses »Kraut« ist leicht zu bekommen, enthält viel Vitamin C, das Infektionen entgegenwirkt, kühlt und hilft gegen den Flüssigkeitsverlust bei steigendem Fieber.

○ Tränke ein Küchenhandtuch aus Baumwolle oder Leinen mit Apfelessig, und schlage die Füße deines Babys darin ein. Das hält das Fieber unterhalb von dem Punkt, wo es zu Krämpfen kommt.

○ Biete deinem fiebernden Baby ein Fläschchen Pfefferminz- (oder Grüne-Roßminzen)infus an. Minze ist für ganz kleine Kinder ein bißchen zu stark, aber du bekommst sie in den meisten Lebensmittelgeschäften, und sie wirkt schnell fiebersenkend. Du kannst ihre Wirkung auch durch deine Milch weitergeben.

○ Gib in ein Fläschchen mit 125 ml Wasser 10 Tropfen *Echinacea*tinktur. Laß dein Baby nach Belieben davon trinken, um das Fieber in Schranken zu halten. Eine fiebernde, phantasierende Zweijährige schlief ein, nachdem sie 1/2 Glas *Echinacea*wasser getrunken hatte. Sie erwachte entspannt und ohne Fieber und verlangte »mehr komisches Wasser«.

☆ Holunder
Die zarten cremefarbenen Blüten der *Sambucus*pflanzen ergeben als Tinktur ein hervorragendes Mittel zur Behandlung von Fieber bei Säuglingen und Kleinkindern. Holunderblütentinkur (nicht die Tinktur aus der Rinde) scheint die Regulationsmechanismen für die Körpertemperatur ins Gleichgewicht zu bringen. Wenn das Fieber erschreckend hoch ist, bringt sie es mit Sicherheit zum Sinken. Gib deinem Baby 2 Tropfen pro kg Körpergewicht direkt unter die Zunge, oder lasse beim Stillen eine Pipette neben deiner Brustwarze her in den Mund des Babys gleiten, und gib sie ihm so. (Tropfe die Tinktur erst auf einen Löffel, und ziehe dann die richtige Menge mit der leeren Pipette auf.) Diese Dosis kannst du deinem Kind so oft wie nötig geben, sie ist vollkommen unschädlich. Das Fieber beginnt meistens wenige Stunden nach der ersten Gabe zu sinken. Du kannst auch Holunderblütentee verwenden.

Geschichten über den gefährlichen Holunder gibt es im Überfluß. Und es gibt eine Geschichte, die auf der ganzen Welt, in verschiedenen Kulturen und in unterschiedlichen Versionen erzählt wird. Sie erzählt von der Frau, die im Holunderbaum lebt. Manchmal wird sie die Holunderdame oder die Holunderfrau genannt, aber mein Lieblingsname für sie ist Elda Mor.

Die Geschichten berichten, daß Elda Mor eine Weise Frau ist, die die Gestalt eines Baumes angenommen hat, um ihren Kindern Heilung zu bringen. Sie ist mächtig, und sie verlangt Respekt. Wenn du willst, daß sie dir hilft, mußt du sie achten. Wenn du sie mißbrauchst oder es versäumst, sie um Erlaubnis zu fragen, wenn du Teile von ihr nehmen willst, wird sie dich vergiften.

Eine Holunderpflanze wächst irgendwo in deiner Umgebung, suche sie und frage nach ihr. Wenn du einen Holunderstrauch findest, entwickle eine Beziehung zu Elda Mor. Besuche sie von Zeit zu Zeit. Dann, wenn der Holunder blüht, geh im Mondschein hinaus, und erzähle ihr von deinem Wunsch, mit ihrem Zauber und ihrem Wissen zu heilen. Sie wird antworten und dir die Erlaubnis geben, ihre Blüten zu pflücken. Bedanke dich bei ihr und setze sofort deine Tinktur an. Dann fängst du in deiner Flasche Mondlicht, Holunderträume und die uralte Weisheit der Frauen ein.

Beinwell

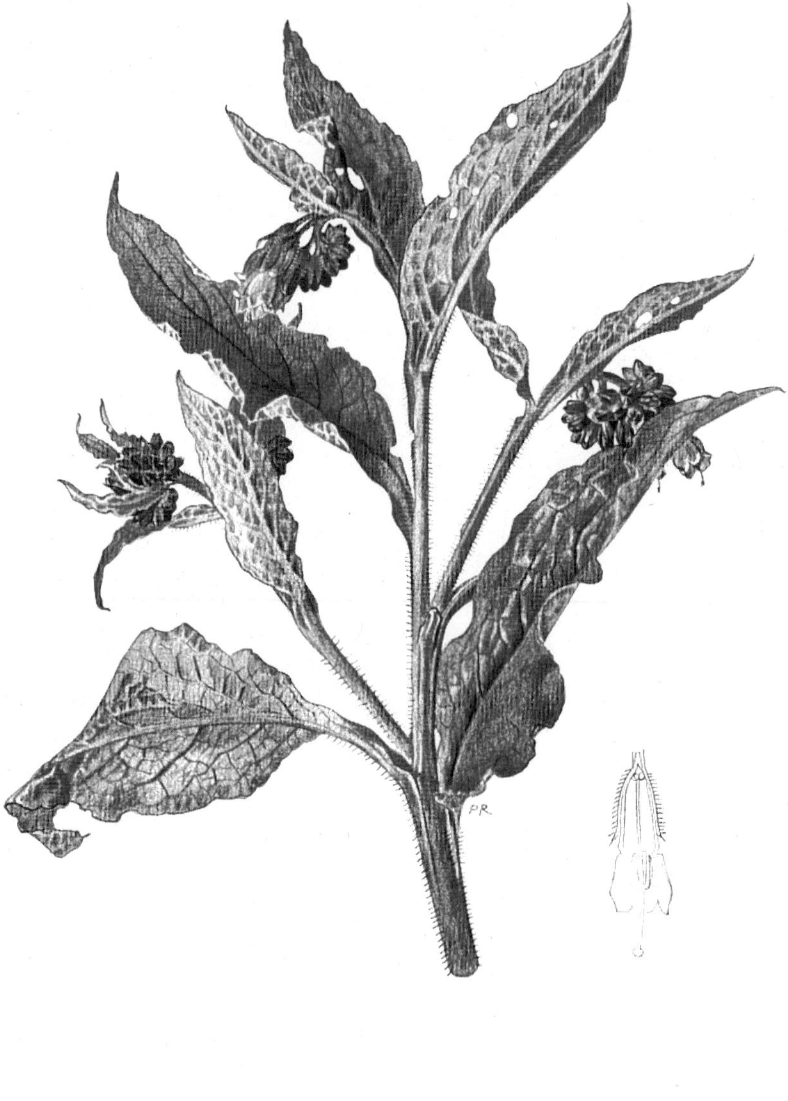

Die Pflanzenapotheke

In deiner Pflanzenapotheke verwandelst du frische und getrocknete Pflanzen in Kräuterarzneien. Es ist einfach und spannend, nützlich und ungefährlich, zu lernen, wie du gewöhnliche Pflanzen, die in deiner Umgebung wachsen, identifizieren und benutzen kannst. Heilmittel selbst herzustellen spart außerdem Geld, wenn du nach der Tradition der Weisen Frauen Pflanzen aus der Umgebung verwendest, die du umsonst sammeln kannst. Durch nur einen einzigen Tag Arbeit in Wald und Feld und in der Küche kannst du dich mit Medikamenten für viele Jahre versorgen. Wenn du deine eigenen Mittel herstellst, weißt du sicher, was darin ist, woher es kam, wann und wie du es gesammelt hast und wie frisch und wirksam dein Mittel ist.

Für die in diesem Buch empfohlenen Infuse eignen sich getrocknete Kräuter am besten. Lege einen Vorrat aus wildgewachsenen oder selbst gezogenen getrockneten Pflanzen an. Erweitere deinen Bestand und experimentiere mit weiteren Pflanzen, die du bei vertrauenswürdigen HändlerInnen kaufst.

Für die hier empfohlenen Tinkturen und Öle sind frische Pflanzen am besten. Wenn du sie nicht selbst sammeln oder anbauen kannst, beziehe sie von Herstellern, die für ihre Präparate frische wildgewachsene oder kultivierte Pflanzen verwenden.

Ob du deine Mittel kaufst oder selbst machst, vergiß nicht, *daß Heilmittel unter Umständen nicht wirken oder anders wirken, wenn sie nicht korrekt zubereitet werden*. Lies dieses Kapitel sorgfältig durch. Es enthält leicht verständliche Anleitungen zur Herstellung fast aller Heilmittel und Präparate, die in diesem Buch erwähnt werden.

Den Pflanzen begegnen

Fange damit an, auf die Pflanzen zu achten, die mit dir leben, entlang deiner Straße oder neben dem Bürgersteig. Geh nicht davon aus, daß medizinisch verwendbare Pflanzen schwer zu finden sind. Vogelmiere, Hirtentäschel, Löwenzahn, Wegerich und Beifuß (um nur einige zu nennen)

wachsen in Städten und Vorstädten genauso verbreitet wie auf dem Land. Lerne von den Pflanzen selbst, von einer dir persönlich bekannten Lehrerin oder einem Lehrer und aus Pflanzenführern und Kräuterbüchern mehr über die Pflanzen deiner Umgebung.
Wenn wir der grünen Welt all unsere Sinne, auch die »übersinnlichen«, öffnen, lernen wir, die Pflanzensprache zu hören und zu verstehen. Durch Form, Farbe, Standort, Geruch, Aufbau, Geschmack und Energie teilen die Pflanzen uns mit, wie sie auf unseren Körper wirken, welche Pflanzenteile wir verwenden und wie wir sie zubereiten können. Manche Weise Frauen sprechen mit den Pflanzenelfen und Devas. Manche hören das Lied, das die jeweilige Pflanze, wie alle Pflanzen, singt. Manche spüren die Tänze der Blätter, der leichten Winde und der Insekten. Dies alles sind Mittel, etwas über Pflanzen zu lernen. Obwohl die wissenschaftliche Tradition über dieses Wissen spottet, ehrt die Tradition der Weisen Frauen die Pflanze als die höchste Autorität in bezug auf ihre Anwendungsmöglichkeiten.
Pflanzenkundige können dir Pflanzenmerkmale zeigen, die es dir ermöglichen, eine Pflanze eindeutig zu bestimmen, so wie die Härchen der Wilden Möhre, die sie vom giftigen Schierling unterscheiden. Sie werden dich bekannt machen mit den Nahrungsmitteln, Heilmitteln, Färbemitteln, Faserstoffen, Schönheiten und Genüssen, die in gewöhnlichen Pflanzen verborgen sind, und dich lehren, sie zu ernten und zuzubereiten. Über örtliche Gartenvereine, Botanische Gärten und Naturzentren kannst du vielleicht eine persönliche Lehrerin oder einen Lehrer finden.
Handbücher (Bestimmungsbücher) sind, wenn du erst einmal Gefallen daran gefunden hast, Pflanzen zu bestimmen, unentbehrlich. Ich finde Zeichnungen hilfreicher als Fotografien, wenn ich zwischen ähnlich aussehenden Pflanzen unterscheiden muß.
Heilpflanzenbücher beschäftigen sich hauptsächlich mit den Angaben zur Verwendung von Pflanzen als Heilmittel und sind selten so gut illustriert, daß du die Pflanzen danach bestimmen kannst. Bestimmungsbücher liefern fast nie Informationen über die medizinische Verwendung. Die Verbindung zwischen den beiden stellst du durch den zweiteiligen lateinischen Namen, die botanische Bezeichnung, her. Dieser ist normalerweise in allen Büchern der gleiche, während die gewöhnlichen Namen sich überschneiden und je nach Region unterschiedlich sind. Wenn du eine neue Pflanze bestimmt hast, kannst du sie mit Hilfe des lateinischen Namens in Heilpflanzenbüchern und anderen Informationsquellen nachschlagen. Das kann deine Zuversicht und deine Fähigkeit, Pflanzenheilmittel zu finden und anzuwenden, steigern.

Ich habe über viele Jahre Kräuterführungen gemacht und Menschen gelehrt, Wildpflanzen zu bestimmen, und dabei festgestellt, daß es viel einfacher und viel weniger gefahrenbeladen ist, Kräuter in der Natur zu erkennen, als die meisten Leute glauben. Ein Satz von Euell Gibbons sagt es so: »Du lernst nicht alle Pflanzen auf einmal, du lernst eine nach der anderen.«
Selbst wenn du nie selbst Kräuter sammeln gehst, sondern sie kaufst, ist es nützlich, zu wissen, wie die lebenden Pflanzen aussehen.

Heilpflanzen sammeln

Wenn du die Pflanze, die du benutzen möchtest, eindeutig bestimmt hast, sammle dich, indem du dich nahe bei ihr schweigend hinsetzt. Atme ein paarmal tief durch. Spüre die Erde unter dir, die dich mit allen Pflanzen verbindet. Höre den Tönen und Liedern um dich herum zu. Kannst du das Lied deiner Pflanze hören?
Wenn du nur eine Pflanze pflückst, bitte sie, dir ihre Kraft zu geben. Erzähle ihr, wie du sie verwenden willst. Wenn du viele Pflanzen ernten willst, suche eine Pflanzengroßmutter. Bitte sie um die Erlaubnis, ihre Enkelkinder zu benutzen. Visualisiere klar und deutlich, wie du die Pflanzen verwenden willst.
Gib den Pflanzen ein Geschenk, Mais oder Tabak, eine Münze oder Liebe. Singe mit ihnen. Sprich mit ihnen, wenn es dich dazu drängt. Danke der Erde, und beginne zu sammeln.
Achte darauf, für das Wohl der Pflanzengemeinschaft zu sorgen. Nimm von den einjährigen oder zweijährigen Pflanzen nicht mehr als die Hälfte, von den ausdauernden Pflanzen höchstens ein Drittel. Gehe behutsam und im Gleichgewicht.
Ernte die Pflanzen, wenn die Energie, die du brauchst, in ihnen am konzentriertesten ist. Wurzeln speichern in der kalten Jahreszeit oder Ruheperiode Energie in Form von Zucker, Stärke und Alkaloiden; sammle sie, wenn der oberirdische Teil der Pflanze abgestorben ist. Die Blätter verarbeiten Energie zu Nahrung für Wurzeln und Blüten. Sammle sie, wenn sie am saftigsten sind, bevor sich Blüten bilden, nachdem aller Tau getrocknet ist, und bevor die Hitze des Tages sie schlaff werden läßt. Blüten sind empfindlich, mit Blütenstaub gefüllt, fröhlich — ernte sie, wenn sie voll aufgeblüht sind, bevor sich Samen bilden und bevor die Bienen sie aufsuchen. Samen sind dauerhaft, aber sie können aufspringen und sich zerstreuen, wenn sie zu lange an der Pflanze gelassen werden. Ernte

sie, wenn sie noch grün sind und bevor sie von Insekten befallen werden. Rinden (innere Rindenschichten und Wurzelrinden) können zu jeder Zeit geerntet werden, sie sollen aber im Frühjahr und im Herbst die stärkste Heilkraft besitzen. Sieh dir die Pflanze, die du nehmen willst, genau an, und du wirst sehen, wo die meiste Energie ist, laß dich dadurch beim Sammeln leiten.
Verarbeite deine Ernte sofort. Wenn die geschnittenen Pflanzen herumliegen, verlieren sie ihre Lebensenergie, schimmeln oder gären leichter und ergeben minderwertige Präparate. Wenn sie zum Essen bestimmt sind, tu die Pflanzen in den Kühlschrank oder wasche und koche sie, setz dich hin und iß. Wenn du aus ihnen Tinkturen oder Öle herstellen willst, bedecke sie so schnell wie möglich mit Alkohol oder Öl, tu sie nicht in den Kühlschrank. Wenn du vorhast, die Pflanzen zu trocknen, ist es sehr wichtig, sie so schnell wie möglich zum Trocknen auszubreiten oder aufzuhängen.

Heilkräuter trocknen

Beachte die folgenden Hinweise, damit die Pflanzen beim Trocknen ihre Farbe, ihren Duft, ihren Geschmack, ihre Energie und ihre medizinische Wirksamkeit behalten:

○ Sammle die Pflanzen, wenn sie äußerlich trocken sind, und wasche sie nicht (mit der Ausnahme von Wurzeln).

○ Trockne sie sofort nach dem Sammeln, breite sie so aus, daß sich keine Pflanzenteile berühren, oder hänge sie in kleinen Bündeln auf.

○ Trockne sie an einem dunklen, luftigen Ort.

○ Nimm sie herunter, sobald sie ganz trocken sind, und hebe sie in Papiertüten auf. Wenn du sie wegen drohenden Insektenbefalls in dicht schließenden Gläsern oder Plastikdosen aufbewahren mußt, lasse sie vorher erst an der Luft und dann weitere zwei Wochen in Papiertüten trocknen.

○ Lasse die Pflanzen möglichst ganz, und lagere sie so dunkel und kühl wie möglich. Unter besten Bedingungen kannst du gut getrocknete, empfindliche Kräuter mit leichtflüchtigen Bestandteilen etwa sechs Monate aufbewahren, Wurzeln und Rinden behalten ihre Wirkkraft sechs Jahre oder länger.

Probleme beim Sammeln

Bist du wegen der Verunreinigung von Wildpflanzen mit Blei, Chemikalien und Hundekot besorgt?
Vermeide es, Pflanzen an Straßenrändern zu sammeln, wo die Bleikonzentration hoch ist, Pflanzen an vielbefahrenen Straßen reichern mehr Blei an. Je näher die Pflanze an der Straße steht, desto höher ist ihr Bleigehalt. Wenn du ein bestimmtes Kraut außer am Straßenrand nirgendwo findest, pflücke es in einem Abstand von mindestens 2,5 m von der Straße — innerhalb der ersten Meter fällt die Bleikonzentration stark ab. In der Stadt sammle die Pflanzen in Parks und anderen Zonen außerhalb des Verkehrsstroms, aber nicht auf freien Plätzen, die mit Bleifarben verunreinigt sein können.
Sammle nicht unter Stromleitungen, an Straßen und Eisenbahnschienen, wo Unkrautvernichtungsmittel eingesetzt werden. Auf Vorstadtrasenflächen, die mit Herbiziden behandelt werden, wachsen kaum medizinische Kräuter, aber wenn du den Verdacht hast, daß es hier chemische »Kriegsführung« gab, meide diese Plätze (spärliche, mißgebildete (Un)Kräuter sind ein guter Anzeiger dafür).
Sammle keine Pflanzen an Orten, wo sich viele Hunde aufhalten. Sie können Parasiten auf Menschen übertragen.
Erlaube dir, dich genauso von deiner Intuition wie von deinen Sinnen und deiner Intelligenz leiten zu lassen, und du wirst merken, welche Plätze du meiden solltest. Bei dem Ausmaß der Chemikalienbelastung im Handel erhältlicher Kräuter (und Früchte und Gemüse, was das angeht) fühle ich mich sicherer mit dem Risiko, das ich eingehe, wenn ich wildwachsende Pflanzen sammle.
Öffne deine Augen, und sieh die grüne Fülle. Öffne dein Herz, und fühle die grüne Freude. Komme mit Achtung zu der grünen Kraft. Die Devas des Pflanzenreichs heißen dich willkommen.

Heilkräuter kaufen

So wie du lernst, Heilpflanzen zu bestimmen, mußt du auch lernen, sie einzukaufen. Ich persönlich habe vor, alle Kräuter, die ich brauche, selbst zu finden oder anzubauen. Aber obwohl mir ein Garten und mehrere Quadratkilometer Land in den Catskills zur Verfügung stehen, habe ich dieses Ziel noch nicht erreicht. Auch ich kaufe Heilkräuter, die von anderen gesammelt, gezogen und verarbeitet wurden.

In den letzten Jahren habe ich über die Praktiken beim kommerziellen Handel mit Heilkräutern entsetzliche Dinge gehört. Erntearbeiter in »Dritte-Welt«-Ländern werden extrem unterbezahlt. In den Vereinigten Staaten verbotene Pestizide und Herbizide werden in Übersee beim Anbau benutzt (und 80 Prozent der in den Staaten verkauften Heilpflanzen sind importiert). Getrocknete Kräuter können illegal bestrahlt sein, mit Strahlendosen, die Hunderten von Röntgenuntersuchungen entsprechen, und sind nicht gekennzeichnet. Es ist gesetzlich vorgeschrieben, daß alle kommerziellen Lagerhäuser für Kräuter, auch für biologisch angebaute, mehrmals im Jahr mit Chemikalien ausgeräuchert werden müssen.

Ich schütze mich selbst, indem ich Heilkräuter von Menschen kaufe, die ich kenne und denen ich vertraue.

Woher auch immer sie stammen, getrocknete Kräuter sollten kräftig gefärbt sein, frisch riechen und möglichst ganz sein. Pulverisierte Kräuter und Heilpflanzen in Kapselform verlieren schnell ihre medizinische Wirksamkeit. Es gibt wenige Ausnahmen wie Ingwer und Kanadische Gelbwurz.

Wenn du ein getrocknetes Heilkraut anschaust, stell dir vor, wie die lebende Pflanze aussah. Ihr Gehalt an Wasser sollte das einzige sein, was fehlt. Rotkleeblüten sind lebhaft purpurrosafarben, nicht braun. Himbeerblätter sind auf der einen Seite weiß und auf der anderen Seite grün, nicht gleichmäßig braun. Zaubernußrinde hat eine hellere Kambiumschicht neben der eher dunkelgrauen Rinde, sie sieht nicht aus wie die Reste vom Holzstoß.

Prüfe sorgfältig den Geruch der Heilkräuter, und nimm keine, die überhaupt nicht oder nach Chemikalien oder Schimmel riechen. Pfefferminze und Süßholz zum Beispiel sollten deinen Kopf mit ihrem Duft umhüllen. Beinwellwurzel sollte frisch und sauber riechen, nicht muffig und schimmlig.

Die Energie oder Lebenskraft einer Heilpflanze ist auch am getrockneten Kraut wahrzunehmen. Hat es keine Ausstrahlung, ist es entweder schon alt, oder es wurde nicht richtig behandelt. Wenn möglich, halte das getrocknete Kraut in deinen Händen: Fühlst du ein Kribbeln? Siehst du ein Strahlen? Pendeln kann deine Sinneseindrücke bestätigen, ein Pendel reagiert auf die Lebenskraft, die in getrockneten Kräutern gegenwärtig ist.

Wenn du im Versandhandel einkaufst, schicke Heilkräuter, die nicht lebendig aussehen, riechen und sich anfühlen, zurück.

Wenn du in einem Laden einkaufst, mache den Eigentümer oder die

Eigentümerin auf Ware schlechter Qualität aufmerksam, und verlange Heilkräuter, die nicht pulverisiert und nicht in Kapseln verpackt sind. Sage, was du willst und was dir gefällt. Die Wünsche der VerbraucherInnen haben sehr wohl Einfluß auf den Heilkräutermarkt. Das Interesse an biologisch angebauten Heilpflanzen hat dazu geführt, daß es inzwischen ein größeres Angebot davon gibt.

Pflanzenheilmittel herstellen

Die Herstellung pflanzlicher Arzneimittel ist eine Kunst, vielschichtig und faszinierend. Für jede Pflanze gibt es eine oder mehrere optimale Zubereitungsweisen, wobei jede Methode andere Eigenschaften der Pflanze heraushebt. Jede Anwendungsform beeinflußt den Körper auf unterschiedliche Weise. Die Qualität des Präparates ist abhängig von der Qualität des verwendeten Heilkrautes. Die Qualität des Heilkrautes wird beeinflußt vom Wetter während der Wachstumsperiode, den Gedanken derer, die es sammeln oder anbauen, vom Zeitpunkt der Ernte und den Umständen, unter denen es verarbeitet und gelagert wurde. Der Mond beeinflußt dies alles auf subtile Weise und wird so zu einem weiteren Gesichtspunkt. Es ist also kein Wunder, daß jede und jeder Kräuterheilkundige einzigartige Pflanzenmittel herstellt und daß Nicht-Kräuterkundige sich verwirrt fühlen.

Nach Jahren des Experimentierens und Lehrens vermittle ich hier diese einfachen, narrensicheren Anleitungen zur eigenen Herstellung pflanzlicher Arzneien. Wahrscheinlich hast du alles, was du brauchst, schon zur Hand: Einmachgläser mit Deckeln, kleine Gläser mit Deckeln oder Korken, ein scharfes Messer, eine Reibe, mehrere Töpfe und Tiegel, Wasser, Öl, Alkohol und einen Kugelschreiber. Ich stelle Pflanzenheilmittel mit drei verschiedenen Grundlagen her: Wasser, Alkohol und Öl. Zu den Präparaten auf Wasserbasis gehören Tees, Infuse, Dekokte, Sirup, Bäder, Einläufe, Umschläge, Augenwässer und Spülungen. Präparate auf Alkoholbasis sind Tinkturen, Einreibemittel, Essige und Essenzen. Zu den Präparaten auf Ölbasis gehören ätherische Öle, ölige Pflanzenauszüge und Salben.
Bei keiner dieser Zubereitungsformen wende ich direkte Hitze an. Die Kräuter werden niemals gekocht oder gedörrt. Das verhindert angebrannte, verschmorte und verdorbene Arzneien. Außerdem schätzen die feineren Schwingungen der Pflanzen diese Sorgfalt.

In Wasserbasen sind getrocknete Kräuter am wirksamsten. Alkoholbasen ergeben bei Verwendung frischer Kräuter die besten Heilmittel, obwohl getrocknete Wurzeln und Rinden oft annehmbar sind. Für Ölbasen sind frische Pflanzen absolut erforderlich. Glaube nicht, du hättest keine Möglichkeit, frische Heilpflanzen zu bekommen. Kräuterführungen in städtischen Wohngegenden und entlang Vorstadt-Bürgersteigen haben bisher immer eine Fülle von frischen Heilpflanzen geliefert.

Mittel auf Wasserbasis

Genau wie unsere Körper bestehen Pflanzen hauptsächlich aus Wasser. Die Verdauungsprozesse vollziehen sich in wässrigen Lösungen. Meistens bevorzuge ich Pflanzenheilmittel auf Wasserbasis. Nährende Kräuter wie Beinwell, Brennessel und Himbeerblätter werden besser in Wasser aufbereitet, da das Wasser am besten ihre ganze Fülle von Vitaminen, Mineralien und Nährstoffen herauszieht und aufschließt.
Wäßrige Zubereitungen pflanzlicher Heilmittel sind leicht verderblich und müssen deswegen kurz vor oder direkt zum Zeitpunkt ihrer Verwendung hergestellt werden. Du kannst jedoch getrocknete Kräuter lange lagern und jederzeit Mittel auf Wasserbasis aus ihnen zubereiten.
In diese Kategorie gehören Tees, Infuse, Dekokte und Sirup. Sie werden als Bäder, Spülungen, Einläufe, Augenwässer, Auflagen, Packungen und Umschläge angewandt und alle hergestellt, indem du frische oder getrocknete Pflanzen mit (meistens kochendem) Wasser ansetzt.

Tee ist die klassische Form eines Mittels in wässriger Lösung, er wird selbst in Restaurants angeboten.
Übergieße jeweils einen Teelöffel des getrockneten Krautes mit einer Tasse kochendem Wasser. Gib einen Löffel extra für die Kanne dazu. Laß den Tee zwanzig Minuten ziehen. Honig, Milch und Zitrone sind medizinische Beigaben. (Gib Säuglingen keinen Honig.)
Pflanzen mit ätherischen Ölen werden als Tee zubereitet, da die ätherischen Öle sich leicht in Wasser lösen lassen. Dazu gehören in diesem Buch Kamille, Poleiminze, Hirtentäschelkraut, Ingwer, Anis- und Fenchelsamen, Baldrian, Katzenminze und Lobelie.

Infuse sind die medizinisch wirksamsten Zubereitungen auf Wasserbasis. Es gibt viele verschiedene Definitionen und Herstellungsanweisungen für Infuse, manche HerbalistInnen verwenden den Begriff »Infus« im Wechsel mit »Tee«. (Andere würden hier von einer »Mazeration« sprechen. [Anm. d. Ü.])

Meine medizinischen Infuse enthalten eine große Menge Pflanzensubstanz und sollen lange ziehen. Das Ergebnis ist eine Flüssigkeit, die sehr viel dicker und dunkler als ein Kräutertee ist. Sie läßt keinen Zweifel daran, daß es sich hier um ein Heilmittel und nicht um ein Frühstücksgetränk handelt.
Bereite Infuse in Einmachgläsern, die einen halben oder einen Liter fassen. Da sie lange ziehen müssen, ist eine Teekanne oder eine Tasse unpraktisch, und durch ihre Öffnungen gehen ätherische Öle und Vitamine verloren. Einmachgläser sind für kochende Flüssigkeiten geeignet, und es ist einfach, die Wassermenge an ihnen abzulesen. Ein Glas ist praktisch, du kannst es zur Arbeit, zur Schule und überallhin mitnehmen — das erhöht die Wahrscheinlichkeit, daß das Infus getrunken wird.
Dann gibt es auch noch den »Wunderwasser«-Effekt. Wunderwasser klingt wie ein neuer fauler Trick, beruht aber auf einem interessanten Prinzip, das einige Forscher beim *Organic Gardening Magazine* entdeckt haben. Sie ließen Wasser kochen, gossen es in ein Glas, verschlossen es luftdicht und ließen es abkühlen. Aus diesem Wasser konnten Pflanzen leichter mehr Nährstoffe aufnehmen. Sie erklären das damit, daß normalerweise im Wasser befindliche Gasmoleküle die Assimilation von im Wasser gelösten Nährstoffen durch Pflanzen verlangsamen und behindern. Beim Kochen verdunsten diese Gase. Wenn das Wasser in ein Glas gefüllt und dieses verschlossen wird, können die Gase nicht wieder aus der Luft reabsorbiert werden. Genauso bereite ich Infuse zu, und ich vermute, daß Menschen genau wie Pflanzen von diesem »Wunderwasser«-Effekt profitieren.
Kräuterinfuse sind die Grundlage für alle weiteren wäßrigen Zubereitungen in diesem Buch, für Dekokte, Sirup, Bäder, Umschläge usw.

Kräuterinfuse

Wurzeln: Gib in ein Halbliterglas 30 g getrocknete Wurzeln (1 gute Handvoll kleingeschnittener Wurzeln oder ein 1/2 Dutzend 15 cm lange ganze Wurzeln). Fülle das Glas bis oben hin mit kochendem Wasser. Verschließe es mit dem Deckel, und laß es acht Stunden bei Zimmertemperatur stehen.
Wurzeln sind die dichtesten und meistens auch wirksamsten Teile zweijähriger und mehrjähriger Pflanzen. Meistens bestimmen Alkaloide, die sich nur langsam in Wasser lösen, ihre medizinischen Eigenschaften. Deswegen empfehlen viele Kräuterbücher, Wurzeln zu kochen, denn die schnelle Bewegung der Wassermoleküle, die gegen die Alkaloide stoßen, lösen sie aus den Zellen heraus. Ich habe jedoch festgestellt, daß das

Wasser auch bei einer sehr langen Infusionsdauer die nützlichen Alkaloide und medizinischen Wirkstoffe aus den Wurzeln löst. Dadurch ersparst du dir das ständige Aufpassen beim Kochen.
Einige Wurzeln und Rinden enthalten unerwünschte oder gar keine Alkaloide. Dazu gehören Ingwer, Baldrian und Süßholz, die du nur ein bis zwei Stunden ziehen lassen solltest. Eibisch setzt du am besten mit kaltem statt warmem Wasser an und läßt ihn über Nacht ziehen, um die Schleimstoffe zu extrahieren.

Rinden: Bereite sie genau wie Wurzeln zu. Das Wort »Rinde« ist irreführend, da für medizinische Zwecke die innere Rinde oder Kambiumschicht des Baumes oder Strauches verwendet wird. Sie liegt zwischen der eigentlichen Rinde und dem Holz. Die ganze Lebenskraft des Baumes und alle Nährstoffe wandern in dieser Schicht zwischen den Wurzeln und den Blättern hin und her, dadurch ist sie reich an wertvollen Harzen, Zuckern und Adstringentien. Holz und Rinde bestehen aus toten Zellen und haben deswegen kaum medizinischen Wert. Wegen der widerstandsfähigen Wände der Kambiumzellen müssen Rindeninfuse zur Extraktion der Wirkstoffe lange ziehen.

Blätter: Gib in ein Einliterglas 30 g getrocknete Blätter (2 Hände voll geschnittene oder 3 Hände voll ganzer Blätter). Gieße kochendes Wasser darauf, bis zum Rand des Glases, verschließe es mit dem Deckel, und lasse das Infus bei Zimmertemperatur vier Stunden ziehen. Blätter enthalten heilendes Chlorophyll. Durch langes Ziehen lösen sich das ganze Chlorophyll, die Vitamine, Mineralstoffe und andere Wirkstoffe aus den Blättern. Ein verschlossenes Gefäß verhindert, daß die wasserlöslichen Vitamine mit dem Dampf verlorengehen. Zähe, ledrige Blätter müssen manchmal länger ziehen, Rosmarin und Bärentraubenblätter brauchen bis zu acht Stunden. Die Wirkstoffe anderer Blätter lösen sich sehr leicht in Wasser. Katzenminze, Hirtentäschelkraut, Lobelie und Poleiminze brauchen höchstens eine Stunde zu ziehen.

Blüten: Gib in ein Einliterglas 30 g (2 große Hände voll) zerkrümelter Blüten. Fülle das Glas randvoll mit kochendem Wasser, verschließe es, und lasse das Infus zwei Stunden ziehen. Blüten sind der geschlechtliche Ausdruck der Pflanzen. Sie sind meistens zart und enthalten leichtflüchtige Stoffe. Das gilt in besonderem Maße für Kamille und Holunder; sie sollten höchstens dreißig Minuten ziehen. Wenn die Stengel und Blätter zusammen mit den Blüten verwendet werden, wie bei Schafgarbe und Rotklee, lasse sie vier Stunden ziehen, so als wären es nur Blätter.

Samen: Gib in ein Halbliterglas 30 g getrocknete Samen, Beeren oder Hagebutten (1 bis 3 Eßlöffel). Gieße randvoll kochendes Wasser auf, und lasse sie höchstens dreißig Minuten ziehen.
Samen sind die Embryos der Pflanze. Obwohl sie hart und dicht wie Wurzeln sind, öffnen sie sich und entlassen ihre Wirkstoffe ins Wasser, sobald sie damit in Berührung kommen — sie brauchen also nur kurz zu ziehen. Wenn du sie zu lange ziehen läßt, lösen sich bittere Öle und Ester und geben dem Infus einen unangenehmen Geschmack. Hagebutten und Weißdornbeeren (»Mehlbeeren«) sind eine Ausnahme, sie können bis zu vier Stunden ziehen.

Mischinfuse: Wenn du Infuse aus mehreren Pflanzen herstellst, ist es wegen der unterschiedlichen Infusionsdauer meistens am besten, sie einzeln anzusetzen. Sind es nur Wurzeln, nur Blätter oder Blätter und Blüten, die wie Blätter behandelt werden, ist das nicht nötig.
Wenn du aus fertig gekauften Kräutermischungen ein Infus herstellen willst, richte dich nach dem Bestandteil, der am kürzesten ziehen muß. Wenn eine Mischung beispielsweise Kamille enthält, sollte sie höchstens dreißig Minuten ziehen. So verliert sie zwar manche Wirkstoffe, aber du hast keine bitteren Ester, Öle oder Harze mit unerwünschten Nebenwirkungen im Infus.
Die Tradition der Weisen Frauen konzentriert sich auf Einzelmittel, d.h. Mittel aus einer einzigen Pflanze. Wenn Kombinationen benutzt werden, enthalten sie selten mehr als drei Pflanzen. Dieses Verfahren ermöglicht es, die Wirkung jeder einzelnen Pflanze klar zu beobachten und Heilpflanzen schnell kennenzulernen.

Dosierung: Die Standarddosis für Menschen mit einem Körpergewicht von 55 bis 70 kg ist 500 ml (2 Tassen) täglich, bei einem Körpergewicht von 30 bis 40 kg 1 Tasse, bei 10 bis 20 kg 1/2 Tasse und bei weniger als 10 kg 1/4 Tasse (4 Eßlöffel).

Zusammenfassung: Infuse

Pflanzenteil	Menge	Glas/Wassermenge	Infusionsdauer
Wurzel/Rinde	30 g	1/2 Liter	mind. 8 Stunden
Blätter	30 g	1 Liter	mind. 4 Stunden
Blüten	30 g	1 Liter	max. 2 Stunden
Samen/Beeren	30 g	1/2 Liter	max. 30 Minuten

Dekokte und Sirupe

Dekokt (Abkochung) oder einfaches Dekokt nenne ich ein Infus, das durch langsames Verdampfen auf die Hälfte seiner ursprünglichen Menge reduziert wurde. Ein doppeltes Dekokt ist ein auf ein Viertel der Ausgangsmenge reduziertes Infus. Manche Pflanzenkundigen/HerbalistInnen nennen das ein Dekokt, was ich ein Infus nenne, andere meinen damit etwas, was einem Tee näherkommt.
Dekokte halten sich länger als Infuse, wenn du sie im Kühlschrank aufhebst. Dekokte wirken intensiver als Infuse. Dadurch sind sie optimal für die Anwendung bei Kindern und Tieren, die kleineren Mengen sind leichter zu verabreichen.
Zur Aufbereitung von schrecklich schmeckenden Kräutern wie zum Beispiel Ampferwurzeln, die sonst zum Würgen reizen, sind Dekokte ausgezeichnet. Ein kleiner Zusatz von wohlschmeckendem Brandy oder Likör zu einem Dekokt verbessert den Geschmack und erhöht die Haltbarkeit. Wurzeln und Rinden werden häufig, Blätter, Blüten und Samen selten zu Dekokten verarbeitet. Im Verdunstungsprozeß bei der Herstellung gehen die ätherischen Öle und wasserlöslichen Vitamine der Blätter, Blüten und Samen verloren.

Ich koche Dekokte immer, wenn ich mich sowieso die ganze Zeit über im gleichen Raum aufhalten muß. Bei der niedrigen Hitze brennen Dekokte selten an, aber wenn du dich mit etwas anderem beschäftigst, besteht die Gefahr, daß die Flüssigkeit eintrocknet und nichts davon übrigbleibt. Aus 1/2 l Infus ein Dekokt herzustellen, dauert etwa eine Stunde.

Herstellung von Dekokten

○ Seihe zunächst das Infus durch, um die Kräuter zu entfernen und wirf sie weg.
○ Miß die Flüssigkeit ab.
○ Erhitze sie, bis sie zu dampfen beginnt, sie soll nicht sieden und erst recht nicht kochen. Bleibe daneben stehen, und beobachte, wann Dampf aufzusteigen beginnt, dann stelle den Herd ganz klein.
○ Laß die Flüssigkeit auf die Hälfte oder bis auf ein Viertel eindampfen. Ein kleiner Stahltiegel mit Markierungen zum Abmessen leistet hier ausgezeichnete Dienste. Du kannst aber auch nach dem Rand gehen, der sich im Topf abzeichnet, wenn der Flüssigkeitsspiegel sinkt, oder die Mengen abmessen.
○ Fülle das Dekokt in eine saubere oder sterile Flasche.
○ Notiere den Inhalt, Konzentration und Datum auf dem Etikett, zum

Beispiel »Einfaches Dekokt aus Rotkleeblüten, Dezember '84«.
○ Wenn du willst, füge auf 120 g des Dekokts 1 Eßlöffel Brandy oder anderen Alkohol hinzu.
○ Verschließe die Flasche sorgfältig.
○ Lasse sie bei Zimmertemperatur abkühlen, und hebe sie dann im Kühlschrank auf. Manche Dekokte halten sich ein Jahr lang, andere gären und werden innerhalb weniger Monate sauer.

Dosierung: Ein einfaches Dekokt ist viermal so stark wie ein Infus. Eine Tasse des Infuses entspricht einer 1/4 Tasse des einfachen Dekokts. Gib einem Säugling bis zu 1 Eßlöffel (15 ml).
Ein doppeltes Dekokt ist sechzehnmal stärker als das Infus. Die einer Tasse (250 ml) entsprechende Dosis ist also nur 1 Eßlöffel. Die übliche Dosis für einen Säugling oder ein Kleinkind ist 1/2 Teelöffel (2 bis 3 ml).

Herstellung von Sirup
Wenn du einem Dekokt Zucker oder Honig hinzufügst,erhältst du einen Sirup. Dieser Zusatz läßt manche Kräuter besser schmecken, glättet die Kehle und kann die Haltbarkeit verbessern. Zucker führt jedoch zu Kalziumverlusten, fördert Pilzinfektionen und schwächt die Abwehrkräfte.
Wieviel Zucker oder Honig solltest du dazugeben? Bestimme die Menge nach dem Gewicht. Normalerweise rechnest du auf das Dekokt die gleiche Menge Zucker. Eine Tasse (250 ml) Wasser oder Dekokt wiegen 250 g. Auf 250 ml des Dekokts mußt du also 250 g Zucker nehmen.
Honig ist etwa doppelt so süß wie Zucker. Nimm 125 g Honig auf jeweils 250 ml Dekokt. Ein Eßlöffel (15 ml) Honig wiegt circa 30 g.
○ Gib das Süßmittel in die Flüssigkeit.
○ Lasse sie kurz aufkochen.
○ Füllc dcn kochcndhcißcn Sirup in cinc Flaschc, und vcrschlicßc sic.
Das Sterilisieren der Flaschen verringert die Gefahr von unerwünschten Gärungsprozessen. Die kochende Flüssigkeit tötet jedoch auch viele Hefen ab.
○ Wahlweise: Füge 1 Eßlöffel Brandy, Wodka o.ä. hinzu, um den Sirup noch haltbarer zu machen.
○ Hebe den Sirup, wenn er abgekühlt ist, im Kühlschrank auf. Er hält sich drei bis sechs Monate.
Je nachdem, was für ein Infus du als Basis nimmst, kannst du einen Hustensirup herstellen (Beinwell und Salbeiblätter), ein Eisentonikum (Ampfer- und Löwenzahnwurzeln), einen Beruhigungssirup (Baldrianwurzel) oder andere heilkräftige Siruparten.

Dosierung: Für einen Menschen mit einem Körpergewicht zwischen 55 bis 70 kg ist die Dosis im allgemeinen 1 Teelöffel. Sie kann nach Bedarf erneut genommen werden, bis zu achtmal täglich. Gib Kindern mit einem Körpergewicht von 10 bis 40 kg einen 1/2 Teelöffel (2 ml) und unter 10 kg einen 1/4 Teelöffel (1 ml).

Zusammenfassung: Proportionen bei der Sirupherstellung

- Beginne mit 500 ml des Infuses.
- Reduziere die Flüssigkeit auf die Hälfte (250 ml).
- Gib das gleiche Gewicht an Zucker (250 g) oder die halbe Menge Honig (125 g oder 4 Eßlöffel) dazu.

Äußerliche Anwendung von Infusen

Teilbäder machst du mit Infusen, die du abgeseiht und wieder erwärmt hast. Dann badest du den betroffenen Körperteil in dem warmen Infus.

Fußbäder mit Kräuterinfusen sind ausgezeichnet zur Beruhigung und Heilung des ganzen Körpers.

Ein **Sitzbad** ist ein großes Teilbad. Dazu gießt du 2 l oder mehr von einem Infus in ein Becken oder in eine Wanne, in die du dich hineinsetzen kannst.

Bei einem **Bad** tauchst du sozusagen deinen ganzen Körper in ein Infus. Du kannst ein Kräuterbad herstellen, indem du die Kräuter direkt in die Badewanne tust, aber mein Klempner machte mir klar, daß Abflußrohre keine Kräuter vertragen. In manchen Kräuterbüchern wird vorgeschlagen, die Kräuter in ein Tuch zu geben und das Badewasser drüberlaufen zu lassen, aber ich finde das so zubereitete Bad zu schwach. Wenn du ein starkes Kräuterbad willst, probiere diese Methode aus: Stelle 2 Liter des Infuses aus deinem Lieblingskraut her, seihe es durch, und gieße die Flüssigkeit in das heiße Badewasser. Ahhhhh!

Einläufe, Spülungen und **Augenwässer** sind sorgfältig abgeseihte Infuse zur Spülung der betreffenden Körperhöhlen.

Beim Abgießen eines Infuses zurückbleibende Pflanzenteile enthalten immer noch heilende Wirkstoffe und können für Auflagen verwendet werden. Dazu packst du die feuchte, eventuell erwärmte Pflanzensubstanz oder frische geriebene, gekaute oder zerstoßene Pflanzen direkt auf den Körper. Auflagen sind vor allem Mittel zur ersten Hilfe und gegen Entzündungen.

Für Packungen schlägst du eingeweichte frische oder getrocknete Kräuter in ein Tuch ein. Das empfiehlt sich zum Beispiel für Kräuter mit Härchen, die empfindliche Haut reizen können, so wie Beinwell. Sie sind sauberer als **Auflagen** und werden oft zur Behandlung von inneren Organen und Schwellungen genutzt.

Für einen heißen **Umschlag** nimmst du einen Waschlappen oder ein kleines Baumwollhandtuch, tränkst es mit einem erhitzten Infus, wringst es aus und legst es auf den Körper. Mit heißen Umschlägen können Stauungen der Brust, Verstauchungen, Muskelschmerzen und ähnliches behandelt werden.

Mittel auf Alkoholbasis

In Wodka, Brandy, anderen Spirituosen oder Essig angesetzte Heilkräuter werden als Tinkturen ☆ bezeichnet. Sie können innerlich und äußerlich angewandt werden. In Franzbranntwein angesetzte Kräuter heißen Linimente und sind nur äußerlich anzuwenden.

☆ (Im deutschen Sprachgebrauch kann eine Tinktur sowohl ein alkoholischer als auch ein wäßriger Extrakt sein! Anm. d. Ü.)

Tinkturen

Tinkturen sind eine beliebte Form der Anwendung von Heilkräutern. Sie haben gegenüber Mitteln auf Wasserbasis einige Vorteile:

- Sie bleiben jahrelang wirksam.
- Sie sind leichter einzunehmen und mitzunehmen, weil sie schon in kleinen Dosen wirken (manchmal reicht 1 Tropfen).
- Sie wirken sehr schnell, vor allem wenn sie unter die Zunge gegeben werden.
- Einige Pflanzenalkaloide und Harze sind nur in Alkohol, nicht in Wasser extrahierbar.
- Eine kleine Menge Pflanzensubstanz ergibt viele Dosen einer Tinktur.

Auch nährende Pflanzeninhaltsstoffe wie Vitamine und Mineralstoffe lösen sich in Alkohol, aber da Tinkturen nur in kleinen Mengen genommen werden, erhält der Körper diese Stoffe auch nur in kleinen Mengen. Die Tradition der Weisen Frauen arbeitet vor allem mit den ausgezeichneten Nährstoffquellen wildwachsender Nahrungsmittel und Heilpflanzen, um die Regenerationsfähigkeit und Selbstheilungsprozesse des Körpers zu unterstützen. Daher bevorzuge ich meistens wäßrige Zubereitungen von Heilpflanzen, aber ich benutze Tinkturen, wenn ich reise, wenn ein Mittel sofort wirken soll oder wenn es sich um seltene, sehr unangenehm schmeckende oder teure Pflanzen handelt.

Menschen, die überhaupt keinen Alkohol zu sich nehmen, können, wenn sie wollen, trotzdem Tinkturen verwenden. Da sie in geringen Dosen (20 Tropfen ist ein Mittelwert) und mit Wasser verdünnt genommen werden, ist praktisch weder der Geschmack noch die Wirkung des Alkohols zu spüren. Viele Ex-Alkoholiker sagen, die Tinkturen verhielten sich in ihrem Körper wie ein Medikament, nicht wie Alkohol. Für einige ist Alkohol allerdings in jeder Form unerträglich. Du kannst die Alkoholwirkung weiter abschwächen, wenn du ihn teilweise verdunsten läßt, indem du die Tinktur in etwas Wasser mehrere Stunden lang offen stehen läßt.

Dosierung: Tinkturen werden sehr unterschiedlich dosiert. Experimentiere vorsichtig, und informiere dich weiter.

Tinkturen aus frischen Pflanzen

Frische Pflanzen liefern die besten Tinkturen. Sie sind kommerziellen, aus getrockneten Pflanzen hergestellten Tinkturen so weit überlegen, daß sie fast andere Heilmittel zu sein scheinen. In der Homöopathie werden diese Tinkturen als Urtinkturen bezeichnet.

Die Herstellung von Tinkturen ist erstaunlich einfach:

- Bestimme und sammle die Pflanzenteile, die du verwenden willst.
- Betrachte dein Sammelgut, und entferne beschädigte Teile.
- Wasche keinen Teil der Pflanze außer Wurzeln, und auch die nur, wenn es nötig ist.
- Zerkleinere das Pflanzenmaterial grob, ausgenommen Blüten und zarte Pflanzen.
- Fülle ein Glas bis zum Rand mit den zerkleinerten Pflanzenteilen.
- Dann fülle das Glas bis zum Rand mit hochprozentigem Wodka, Essig oder wahlweise anderen Spirituosen. (Jawohl, du kannst ein Glas zweimal bis zum Rand füllen!)
- Verschließe das Glas fest.

○ Verzeichne auf dem Etikett die Pflanze, die verwendeten Pflanzenteile, die verwendete Alkoholgrundlage und das Datum, zum Beispiel: Hirtentäschelkraut, ganzes blühendes Kraut, Wodka, 12. Mai 1985.
○ Fülle die Flüssigkeit am nächsten Tag wieder bis zum Rand auf. (Die Pflanzenfeen kommen vorbei und nehmen eine kleine Kostprobe von jeder neuen Tinktur.)
○ Warte mindestens sechs Wochen, so daß die Pflanzen und der Alkohol sich miteinander verbinden können.
○ Dekantiere (abgießen) die Tinktur, und sie ist fertig zum Gebrauch.

Tinkturen aus getrockneten Pflanzen
Die meisten getrockneten Kräuter sind nicht zur Herstellung von Tinkturen geeignet. Ausnahmen sind getrocknete Wurzeln, Harze, Rinden und ledrige Blätter wie die von Rosmarin und Bärentraube. Aus pulverisierten Kräutern kannst du keine Tinkturen herstellen.
Du gehst genauso vor wie mit den frischen Pflanzen:
○ Gib 60 g getrocknete Wurzeln oder Rinde in ein Halbliterglas.
○ Füge 300 ml Wodka oder anderen Alkohol hinzu.
○ Verschließe das Glas sorgfältig, und versieh es mit einem Etikett (Pflanze, Pflanzenteil, Alkoholgrundlage, Datum).
○ Beobachte den Alkoholspiegel in der ersten Woche, und fülle ihn auf, wenn nötig. (Diese Feen kriegen großen Durst.)
○ Dekantiere die Tinktur frühestens nach sechs Wochen.

Essigtinkturen
Essigtinkturen sind nicht so wirksam, halten sich nicht so lange wie alkoholische Tinkturen und neigen ärgerlicherweise dazu, den Deckel an der Tinkturflasche festrosten zu lassen. Nur wenige Heilpflanzen werden zu Essigtinkturen verarbeitet, aber viele Gartenkräuter wie Estragon, Ore gano, Schnittlauch und Rosmarin werden in Essig angesetzt. Versuche einmal, von diesen Gewürzkräutern kräftige Tinkturen herzustellen statt der schwachen Mischungen, die du wahrscheinlich bisher gemacht hast. Du wirst von den Marinaden und Salatsaucen, die du damit zubereiten kannst, begeistert sein.
Arbeite nach der oben gegebenen Anleitung für frische und getrocknete Pflanzen mit folgenden Änderungen:
○ Fülle das Glas bis zum Rand mit zimmerwarmem, nicht kochendem Essig.
○ Verwende Apfelessig, Weinessig (oder Wein), Reisessig etc., aber keinen Branntweinessig.

○ Benutze Korken oder Plastikverschlüsse für deine Essigtinkturflaschen. Ein Stück gewachstes Papier oder Plastikfolie zwischen dem Glas und dem Metalldeckel hilft auch.
○ Die übliche Dosierung von medizinischen Essigtinkturen ist jeweils 1 Teelöffel auf 50 kg des Körpergewichts.
○ Benutze deine Essigtinktur so wie sonst normalen Essig. Himmlisch!

Tips zur Herstellung aller Tinkturen
Wähle ein Glas, das du mit der Pflanzensubstanz und dem Alkohol ganz ausfüllst. Wenn oben freier Raum bleibt, oxidiert ein Teil des Pflanzenmaterials, und die Tinktur verdirbt schneller.
○ Setze zur Steigerung ihrer Wirksamkeit Tinkturen bei Neumond an, und dekantiere bei Vollmond. Das gilt auch für Öle.
○ Lasse deine Tinktur an einem Platz stehen, wo du die interessanten Farbveränderungen beobachten und ab und zu deinen Finger hineinstecken und sie probieren kannst. Es ist nicht nötig, sie jeden Tag zu schütteln oder sie im Dunklen stehen zu lassen. Vermeide jedoch direkte Sonnenbestrahlung. Gelegentlich tropft eine Tinktur, schütze deine Möbel davor.
○ Obwohl die Tinktur nach sechs Wochen gebrauchsfertig ist (das ist ein Grund, warum du das Datum draufgeschrieben hast — so weißt du, wann sie fertig ist), ist es nicht notwendig, sie dann zu dekantieren. Ich habe einige Kräuter jahrelang in ihrem Wodka liegen lassen, ohne Probleme und ohne Beeinträchtigung ihrer Wirksamkeit.
○ Zum Dekantieren der Tinktur gießt du einfach den Alkohol ab, füllst ihn in eine braune Glasflasche und verschließt diese gut. Die übrigbleibenden Pflanzenteile enthalten noch etwas von der Flüssigkeit. Gib jeweils eine Handvoll davon in ein Tuch, und wringe es kräftig aus. (Das gibt auch gute Muskeln in den Händen.) Fülle die herauslaufende Tinktur ebenfalls in die Flasche.
○ Bei Tinkturen aus getrockneten Wurzeln verbleibt nach dem Dekantieren viel Alkohol in den Wurzeln, da sie sich damit vollsaugen. Du kannst die Tinktur daraus auf unterschiedliche Weise zurückgewinnen. Am einfachsten geht es mit einem elektrischen Entsafter mit Zentrifuge (zum Beispiel von Acme oder Braun), aus dem du das Schneidemesser herausnimmst. Du kannst die Wurzeln aber auch in eine Salatschleuder tun oder in einem Tuch auswringen.
○ Etikettiere die Flasche mit der dekantierten Tinktur genauso wie die Flasche mit dem ursprünglichen Ansatz.
○ Fülle zum Gebrauch kleinere Mengen der Tinktur in kleine braune

Glasfläschchen mit Tropfeinsatz oder Pipette. Diese sollten immer aus Glas sein, da Plastikrückstände die medizinische Wirkung der Kräuter (und damit deine Gesundheit) beeinträchtigen können. Beschrifte die Tropfflasche sorgfältig, und bewahre sie an einem sicheren Ort auf. Solche Fläschchen kannst du in Apotheken, Läden für medizinischen Bedarf oder im Versand bekommen.

○ Es ist ratsam, die intensive Wirkung von Heilpflanzentinkturen zu respektieren. Zwar würde selbst das Austrinken eines ganzen 30-g-Fläschchens vermutlich niemanden umbringen, aber eine so große Dosis hätte wahrscheinlich unangenehme Wirkungen.

Welche Art Alkohol?

Ich stelle fast alle meine Tinkturen aus hochprozentigem Wodka her. FreundInnen von mir benutzen ausschließlich Brandy. ApothekerInnen und HomöopathInnen setzen ihre Tinkturen mit reinem Äthylalkohol an. Ich empfehle Wodka, weil er klar ist, leicht erhältlich und relativ preisgünstig. (Der 50-prozentige Wodka, den Susun Weed verwendet, ist bei uns kaum zu bekommen. Im Prinzip kannst du alle hochprozentigen Spirituosen — Korn, Whisky, Obstgeist etc. — verwenden, wegen der besseren Haltbarkeit eventuell mit einem Zusatz von reinem Äthylalkohol aus der Apotheke. Anm. d. Ü.)

Zusammenfassung: Tinkturen

○ Setze 30 g (einen Teil) frische Pflanzen oder Pflanzenteile mit circa 30 ml (einem Teil) Alkohol (Wodka o.ä.) an, und lasse sie sechs Wochen stehen.

Oder:

○ Setze 30 g getrocknete Pflanzen/Pflanzenteile in 150 ml Alkohol an, und lasse sie sechs Wochen stehen.

Mittel auf Ölbasis

Es gibt zwei verschiedene Arten von Heilpflanzenölen, und zwar reine ätherische Öle und Pflanzenauszüge in Öl.

Ätherische Öle kannst du nicht selbst zuhause herstellen. Es sind reine, leichtflüchtige Öle aus einer Pflanze, die durch heißen Wasserdampf oder Chemikalien extrahiert werden. 50 kg einer frischen Pflanze ergeben

manchmal nur wenige Milliliter des ätherischen Öls. Ätherische Öle sind leicht erhältlich, aber die angebotenen Öle unterscheiden sich sehr stark in der Qualität. Sie werden in der Aromatherapie verwendet, als Insektenschutzmittel und in Mitteln, die die örtliche Durchblutung fördern. Billige ätherische Öle sind selten gut.
Ätherische Öle werden, mit milden Pflanzenölen verdünnt, äußerlich angewandt. Unverdünnt innerlich genommen, können sie zu gefährlichen Vergiftungen führen. Außerdem reizen sie die Schleimhäute (in Mund, Augen, Genitalien) sehr stark und können manchmal allergische Hautreaktionen hervorrufen. Achte darauf, ätherische Öle immer außerhalb der Reichweite von Kindern aufzubewahren. Wasche sie im Notfall mit Öl, nicht mit Wasser ab.

Ölauszüge kannst du selbst herstellen. Sie werden im allgemeinen äußerlich angewandt, haben aber auch innerlich genommen keine schwerwiegenden Folgen. Sie sind in der Wirkung viel schwächer als ätherische Öle, aber viel einfacher herzustellen und anzuwenden und weniger gefährlich. Sie können nur aus frischen Pflanzen hergestellt werden, mit Ausnahme einiger Wurzeln, die du dann aber viele Stunden im Backofen in dem Öl erhitzen mußt.
Du kannst als Grundlage alle möglichen Öle nehmen. Olivenöl, Distelöl, Aprikosenöl, Kokosöl etc. Die leichten, klaren Öle sind teuer, sie ergeben schöne feine Heilpflanzenöle. Ich verwende am liebsten Olivenöl; es wird selten ranzig, wird von der Haut gut aufgenommen, hat selbst heilende Eigenschaften und ist nicht teuer.

Herstellung von Ölauszügen

○ Pflücke die Pflanzen an einem trockenen, sonnigen Tag.

○ Entferne befallene oder schmutzige Teile, aber wasche sie nicht, auch Wurzeln nicht. Wenn Erde an der Pflanze ist, reibe sie mit einer trockenen, harten Bürste ab.

○ Zerkleinere die Pflanze grob.

○ Fülle ein sauberes, vollkommen trockenes Glas bis obenhin mit den Pflanzenteilen.

○ Gieße langsam das Öl hinein, und rühre dabei mit einem Messer oder Eßstäbchen um, um Luftblasen zu entfernen und alle Pflanzenteile mit dem Öl zu vermischen.

○ Gieße Öl dazu, bis das Glas ganz voll ist und die Pflanzen vollständig bedeckt sind. (Wie bei der Herstellung der Tinkturen ist es tatsächlich möglich, das Glas zweimal zu füllen: einmal mit den Kräutern und dann mit der Trägerflüssigkeit.)

○ Verkorke das Glas, oder schraube den Deckel zu.
○ Beschrifte das Glas mit dem Namen der Pflanze, dem verwendeten Pflanzenteil, der Ölsorte und dem Datum, zum Beispiel: »Johanniskraut, Blätter und Blüten in Olivenöl, 21. Juni 1985«.
○ Laß das Glas bei Zimmertemperatur stehen, auf einer Oberfläche, die durch eventuell auslaufendes Öl nicht beschädigt wird.
○ Dekantiere das Öl nach sechs Wochen. Du kannst die Pflanzen länger im Öl lassen, aber sie neigen dazu, zu schimmeln und zu verderben, wenn du das Glas nicht sehr kühl aufbewahrst.
○ Im Pflanzenmaterial zurückgebliebenes Öl kannst du auch noch gewinnen. Gib jeweils eine kleine Handvoll davon in ein sauberes Küchenhandtuch oder Baumwolltuch, und drücke oder wringe es aus.
○ Laß das Öl ein paar Tage ruhig stehen, damit das aus den frischen Pflanzen stammende Wasser sich am Boden des Glases absetzt. Schöpfe oder gieße das Öl dann so ab, daß das Wasser zurückbleibt.
○ Bewahre es in einem kühlen Raum oder im Kühlschrank auf.

Haltbarkeit von Heilpflanzenölen

Ölauszüge werden leicht schimmlig. Feuchtigkeit an der Pflanze oder im Glas begünstigt das Wachstum von Schimmelpilzen.
○ Wenn das Glas nicht bis zum Rand gefüllt ist, kann Schimmel in dem Luftraum über dem Öl wachsen. Um dein Mittel zu retten, entferne allen Schimmel, und fülle das Glas bis zum Rand mit frischem Öl auf.
○ Wenn das Glas beim Einfüllen nicht völlig trocken war, kann Schimmel an den Innenwänden des Glases wachsen. Du kannst dein Öl retten, indem du Öl und Pflanzenmaterial vorsichtig in ein anderes, trockenes Glas umgießt. Wenn du die Gläser vor Gebrauch fünf Minuten im Backofen trocknest, vermeidest du diese Probleme.
○ Wenn das Glas in der Sonne oder in der Nähe einer Wärmequelle steht, schlägt sich durch Kondensation Feuchtigkeit im Glas nieder. Dadurch können auch Schimmelkulturen wachsen. Entferne den Schimmel, und gieße Öl und Pflanzenteile in ein frisches Glas, um sie zu retten.
○ Wenn die Pflanzen feucht waren, kann Schimmel das ganze Öl durchziehen. Du kannst es nicht mehr retten und mußt von vorn beginnen.

Manche Kräuter entwickeln Gase. Möglicherweise steigen in dem Öl Blasen auf, deswegen ist es aber nicht verdorben. Vogelmiere, Beinwell und Ampfer bilden besonders viel Gase, wenn sie in Öl angesetzt werden. Das Gas kann etwas Öl aus dem Glas herausdrücken (jawohl, auch wenn es fest verschlossen ist) und Korken abspringen lassen.

Öl wird ranzig, wenn es warm ist und viel Sauerstoff zur Verfügung steht. Ölauszüge in Olivenöl können sich bei Zimmertemperatur mehrere Jahre lang halten. In sehr warmem Klima kannst du dem dekantierten Öl den Inhalt von 1 bis 2 Kapseln Vitamin E zusetzen, es verhindert das Ranzigwerden. Den gleichen Zweck erfüllen 10 Tropfen Benzoe- oder Myrrhentinktur auf jeweils 30 g Öl oder Salbe.

Salben herstellen

Aus Ölauszügen kannst du leicht Cremes und Salben herstellen.

- Gieße 30 g von dem Öl in einen ganz kleinen Topf.
- Reibe einen Eßlöffel Bienenwachs, und gib es zu dem Öl. (Du kannst es bei einem Imker, in Bastelgeschäften, Apotheken oder bei Schiffsausrüstern kaufen.)
- Setze den Topf auf eine kleine Wärmequelle, eine Kerzenflamme reicht schon.
- Laß das Bienenwachs unter ständigem Rühren völlig schmelzen. Das dauert selten länger als ein bis zwei Minuten.
- Gieße die Flüssigkeit in ein Salbengefäß, lasse sie abkühlen und fest werden.
- Wenn die Masse zu fest ist, lasse sie erneut schmelzen, und füge mehr Öl hinzu.
- Wenn die Masse zu weich ist, lasse sie wieder schmelzen, und füge mehr Bienenwachs hinzu.

Anhang I

Pflanzliche Vitaminquellen:

Vitamin A: Luzerne, Brunnenkresse, Petersilie, Brennessel, Veilchenblätter, Cayennepfeffer, Paprika, Augentrost, Himbeerblätter, Weinblätter, Löwenzahn, Beinwell, Wegwarte, Holunderbeeren, Weißer Gänsefuß, Nori-Algen, Ampfer.
Abbau durch: fluoreszierende Lampen, Mineralöle, Leber»reinigung« (durch Pflanzenmittel und Diäten), Kaffee, Alkohol, Kortison, chemisch hergestellte Medikamente, Einnahme von Eisen im Übermaß, Eiweißmangel im Körper

Vitamin-B-Komplex: Beinwell, Rotklee, Petersilie
Abbau durch: Sulfonamide, Schlafmittel, Insektizide, Östrogen, Zucker, Alkohol

Thiamin, Vitamin B 1: Löwenzahn, Luzerne, Rotklee, Bockshornklee, Weinblätter, Petersilie, Himbeerblätter, Algen wie Nori oder Kelp, Katzenminze, Brunnenkresse
Abbau durch: Alkohol, Kaffee, Zucker, Tabak, Rauschgift/Betäubungsmittel, rohe Austern

Riboflavin, Vitamin B 2: Hagebutten, Petersilie, Safran, Löwenzahn, Dulse und Kelp (Algen), Bockshornklee
Abbau durch: Alkohol, Kaffee, Zucker, Tabak, Rausch- und Betäubungsmittel, rohe Austern

Pyridoxin, Vitamin B 6: Wird vom gesunden Darm aufgebaut, in allen ganzen Getreidekörnern
Abbau durch: Verstopfung, Fasten, orale Kontrazeptiva (»Pille«), Tabak, Strahlen, Schwangerschaft, Stillen, Kaffee, Rausch- und Betäubungsmittel, Alterungsprozesse, Herzerkrankungen, Alkohol

Vitamin B 12: Luzerne, Beinwell, Miso (Sojaprodukt), Algen wie Kelp und Dulse, Katzenminze
Abbau durch: Alkohol, Kaffee, Tabak, Rausch- und Betäubungsmittel, Abführmittel

Niacin, Vitamin-B-Faktor: Klettenwurzel und -samen, Löwenzahn, Luzerne, Petersilie
Abbau durch: Zucker, Antibiotika

Vitamin C: Holunderbeeren, Hagebutten, Brunnenkresse, Kiefernnadeln, Petersilie, Cayennepfeffer, Löwenzahnblätter, Wegwarte, Veilchenblätter, Rotklee, Klette, Huflattich, Paprika, Beinwell, Wegerich, Brennessel, gelbe Schlüsselblume (Primel), Wermut, Luzerne
Abbau durch: Antibiotika, Aspirin und andere Schmerzmittel, Kaffee, Kortison, Sulfonamide, Rauchen (was auch immer), Natron, psychischen und körperlichen Streß, Infektionen, Verletzungen, DDT, Einatmen von Mineralöldämpfen (Benzin etc.), Alterungsprozesse, Verbrennungen, hohes Fieber

Vitamin D: Luzerne, Brennessel, Sonnenlicht
Abbau durch: Mineralöle

Vitamin E: Brunnenkresse, Luzerne, Hagebutten, Himbeerblätter, Löwenzahn, Algen
Abbau durch: Mineralöle, orale Kontrazeptiva, Sulfate

Vitamin K: Luzerne, Brennessel, Kelp
Abbau durch: Tiefkühlkost, ranzige Fette, Strahlen, Röntgen, Aspirin, Luftverschmutzung, Antibiotika, Mineralöle, Einläufe

Pflanzliche Mineralstoffquellen

Kalzium: Luzerne, Rotklee, Himbeerblätter, Beinwell, Brennessel, Petersilie, Brunnenkresse, Schachtelhalm, Huflattich, Wegerich, Kamille, Hirtentäschelkraut, Boretsch, Wegwarte, Löwenzahn, Kelp, Dulse
Abbau durch: Bewegungsmangel, Einläufe, Kaffee, Zucker, Salz, Alkohol, Kortison

Phosphor: Kümmelsamen, Petersilie, Brunnenkresse, Brennessel, Vogelmiere, Luzerne, Süßholz, Ringelblumenblüten, Himbeerblätter, Wegwarte, Löwenzahn, Beinwell
Abbau durch: psychischen Streß, Ernährung mit hohem Fettanteil

Kalium: Kamille, Beinwell, Huflattich, Brunnenkresse, Brennessel, Löwenzahn, Luzerne, Schafgarbe, Boretsch, Wegwarte, Augentrost, Minze, Wegerich, Petersilie, Kelp, Dulse
Abbau durch: übermäßiges Schwitzen oder Urinieren, Erbrechen, Durchfall, Einläufe, Kaffee, Zucker, Salz, Alkohol

Magnesium: Brunnenkresse, Luzerne, Petersilie, Primel (Schlüsselblume), Große Königskerze, Dulse, Möhrengrün und vor allem Löwenzahnblätter
Abbau durch: Alkohol, chemisch hergestellte Medikamente, Einläufe

Eisen: Brennessel, Löwenzahn, Luzerne, Ampfer, Vogelmiere, Klette, Kelp, Große Königskerze, Sauerklee, Petersilie, Beinwell, Wegwarte, Brunnenkresse, Fenchel
Abbau durch: Mangel an hochwertigen Eiweißen, Kaffee, Einläufe, Schwarztee

Silizium: Spinat, Schachtelhalm, Löwenzahn, Brennessel, Porree, Erdbeeren

Mangan: Luzerne, Petersilie, Spinat, Brunnenkresse
Abbau: durch Leber»reinigung«

Fluor: Brunnenkresse, Spinat, Knoblauch
Abbau durch: Kalziumüberschuß im Körper, Aluminiumsalze im Körper

Kupfer: Brunnenkresse, Luzerne, Petersilie, Grünkohl, Brennessel, Spinat, Kohl, Vogelmiere (außerordentlich viel)

Schwefel: Brennessel, Wegerich, Petersilie, Huflattich, Knoblauch, Brunnenkresse, Große Königskerze, Augentrost, Hirtentäschelkraut, Kohlgemüse (alle Arten), Salbei

Jod: Brunnenkresse, Petersilie, Sarsaparilla, Algen wie Kelp oder Dulse, Pilze, Irisches Moos

Zink: Brunnenkresse
Abbau durch: Alkohol, Schwangerschaft, orale Kontrazeptiva, Luftverschmutzung

Anhang II

Rezepte für Pflanzenheilmittel

○ Grundlegende Anleitungen zur Herstellung pflanzlicher Heilmittel findest du in Kapitel 6.

○ Die angegebene Dosierung ist für eine Erwachsene mit einem Körpergewicht von 50 bis 70 kg berechnet. Für Personen, die weniger oder mehr wiegen, mußt du die Dosis entsprechend verändern.

Inhalt

Fruchtbarkeitstinktur
125 g frische Kreuzkrautblüten
60 g frische (oder 15 g getrocknete) Beinwellwurzel
eine 15 cm lange Süßholzwurzel
5 g getrocknete Ginsengwurzel (nach Wahl)

Gib die Kräuter in ein Halbliterglas, und fülle es bis zum Rand mit hochprozentigem Wodka oder Gelbem Chartreuse-Likör. Verschließe es gut, und beschrifte es mit dem Datum und dem Inhalt. Beobachte und probiere die Tinktur in den nächsten sechs Wochen, während sie immer stärker wird. Gieße sie dann ab, und benutze zur Gewinnung der in den

Pflanzen verbliebenen Tinktur eine Salatschleuder oder einen Entsafter, oder wringe sie per Hand aus. Bewahre die fertige Tinktur in braunen Gläsern auf, und lasse sie nicht in direktem Sonnenlicht oder in der Nähe einer Wärmequelle stehen.
Kreuzkraut ist eines der wirksamsten Kräuter zur Tonisierung der Gebärmutter und Regulierung des Hormonhaushalts. Allein genommen (als Einzelmittel) kann es Magenbeschwerden verursachen. Beinwellwurzel schützt den Magen und unterstützt die Wirkung des Kreuzkrautes, indem sie die Schleimhäute von Magen, Darm, Gebärmutter und Eierstöcken beruhigt und aufbaut. Süßholz schützt auch vor Verdauungsbeschwerden, soll in dieser Mischung aber vor allem die Bausteine für körpereigene Hormone liefern. Dadurch kann die Hormonproduktion ausgeglichen und den Bedürfnissen angepaßt werden. Ginseng regt gleichfalls das Endokrinsystem (Hormonsystem) an, fördert und stabilisiert die Hormonbildung.
Die übliche Dosis ist täglich 5 bis 25 Tropfen in 1 Glas Wasser.

Emmenagoga
Diese beiden Rezeptmischungen werden in Nordamerika häufig verwendet. Sie scheinen mal zu wirken und mal nicht. Nimm nicht mehr von den Kräutern, als im Rezept angegeben und nicht mehr als die angegebene Dosis. Nimm die Mittel höchstens fünf Tage lang und nicht beide zusammen, verwende sie nicht, wenn du ein Intrauterinpessar oder eine akute Entzündung im Beckenbereich hast. Die Mittel wirken am besten zu dem Zeitpunkt, an dem du normalerweise deine Menstruation hättest, nicht zwischendurch.

Emmengagogum I (Infus)
2 Eßlöffel getrocknete Blauer-Hahnenfuß-Wurzel
3 Eßlöffel getrocknete Poleiminze (Blätter)
2 Eßlöffel Rainfarn (blühendes Kraut)

Bring den Blauen Hahnenfuß in 1 l Wasser zum Kochen. Wenn das Wasser kocht, gieße es zusammen mit den Wurzeln über die anderen Kräuter. Lasse sie gut zugedeckt mindestens dreißig Minuten ziehen. Seihe das Infus ab, und erhitze es zum Trinken wieder. Blauer Hahnenfuß kann Uteruskontraktionen auslösen, aber der dafür verantwortliche Stoff löst sich schlecht in Wasser, selbst wenn die Wurzel gekocht wird. Poleiminze regt die Gebärmutter dazu an, sich zu entleeren, und führt die Blutung herbei. Rainfarn wird seit Jahrhunderten von Weisen Frauen in

Europa und beiden Teilen Amerikas dazu verwendet, die Menstruation auszulösen und Aborte hervorzurufen. Die drei Emmenagoga zusammen können bei empfindlichen Frauen sehr starke Blutungen bewirken. Die übliche Dosierung ist alle vier Stunden 1 Tasse des dampfendheißen Infuses bis zu fünf Tage lang, oder bis die Blutung richtig im Gange ist. 1 Eßlöffel Bierhefe in jeder Tasse erhöht die Wirksamkeit.

Emmenagogum II (Tinktur)
20 Tropfen Blauer Hahnenfußtinktur
20 Tropfen Schwarze Schlangenwurzeltinktur
20 Tropfen Poleiminzetinktur

Gib alle vier Stunden die angegebene Menge der Tinkturen in 1 Tasse warmes Wasser, und trinke es langsam. Tu das höchstens fünf Tage lang. Nimm die Tinktur nach dem Einsetzen der Blutung noch einen ganzen Tag weiter, um sicherzugehen, daß keine Gewebereste in der Gebärmutter verbleiben.
Blauer Hahnenfuß regt die Bildung von Oxytocin, dem wehenauslösenden Hormon, an. Schwarze Schlangenwurzel steigert und ergänzt seine Wirkung. Poleiminze ist seit langem ein beliebtes Mittel bei »verhaltener Menstruation«.

Mittel gegen drohende Fehlgeburt
1 Eßlöffel Schneeballrinde (Amerikanischer oder Europäischer Schneeball)
3 Eßlöffel getrocknete Himbeerblätter
3 Eßlöffel getrocknetes Heckenrosenkraut
60 Tropfen Kreuzkrauttinktur
60 Tropfen Lobelienkrauttinktur

Gib die getrockneten Kräuter in ein Literglas, und gieße randvoll kochendes Wasser darauf. Laß den Tee ziehen, bis er kühl genug ist zum Trinken, tropfe die Kreuzkrauttinktur in eine Tasse davon, und trinke diese Mischung. Wenn die Kontraktionen länger als dreißig Minuten andauern, trinke eine zweite Tasse Tee mit Lobelientinktur darin. Nimm alle drei Stunden eine Tasse mit den Tinkturen nach Bedarf, bis die Fehlgeburt abgewendet ist.
Schneeball sediert (beruhigt) die Gebärmutter, kann die Kontraktionen zum Stillstand bringen und Schmerzen stillen. Seine adstringierenden, krampflösenden und stärkenden Wirkstoffe lösen sich am besten in Wasser, du kannst

die Rinde aber auch durch 1 Teelöffel der Tinktur pro Tasse ersetzen. Auch Himbeerblätter werden am besten mit Wasser angesetzt. Sie liefern Kalzium, das die Gebärmuttermuskulatur entspannt, und Adstringentien, die Blutungen verringern.
Kreuzkraut enthält Hormonvorstufen, die es dem Körper erleichtern, die für die Erhaltung der Schwangerschaft notwendigen Hormone zu bilden und wirkt auch krampflösend. Heckenrose fördert gleichfalls die Hormonbildung und hat, in welcher Menge auch immer, keine Nebenwirkungen.

Lobelientinktur bewirkt in ausreichend hoher Dosis eine tiefe Entspannung der Gebärmutter und des ganzen Körpers. Wenn die angegebene Dosis von 60 Tropfen nicht entspannend wirkt, mußt du sie erhöhen. Die Intensität der Wirkung ist abhängig von dem verwendeten Präparat und der Frau, die es nimmt. Als Nebenwirkungen treten Brennen in der Kehle und eine leichte, sehr schnell vorübergehende Übelkeit auf. Das Mittel hilft mit größerer Wahrscheinlichkeit, wenn du im Bett bleibst und alle sechs Stunden 500 IE Vitamin E nimmst.

Eisentonikum
60 g getrocknete Ampferwurzeln
4 Eßlöffel Honig
2 Eßlöffel Brandy (wahlweise)

Gib die Ampferwurzeln (jeder Ampferart mit gelben Wurzeln) in ein Literglas, fülle es mit kochendem Wasser, und verschließe es sorgfältig. Laß das Infus acht Stunden oder über Nacht ziehen, dann seihe es durch. Laß die Flüssigkeit auf ganz kleiner Flamme verdampfen (ohne daß sie siedet oder kocht), bis nur eine Tasse voll übrig ist. Füge den Honig dazu, und löse ihn unter Rühren auf. Dann laß die Mischung eben aufkochen, und gieße sie kochendheiß in ein ganz sauberes Glas. Gib den Brandy (oder anderen Alkohol) dazu, wenn du willst. Verschließe das Glas, laß es abkühlen, und bewahre das Tonikum im Kühlschrank auf. Ampferwurzeln nehmen Eisen aus der Erde auf und stellen es dem Körper zusammen mit den für die Eisenverwertung notwendigen Mineralstoffen und Vitaminen zur Verfügung. Frauen, die dieses Tonikum in der Schwangerschaft und nach Blutungen nahmen, berichteten, daß der Hämatokritwert (als Maßstab für vorhandenes Eisen) bei ihnen bis zu einem Punkt pro Woche anstieg.
Die Dosierung ist 1 bis 2 Eßlöffel täglich.

Anämie-Vorbeugungsmittel
15 g getrocknete Brennesselblätter
15 g getrocknete Petersilienblätter
15 g getrocknete Beinwellblätter
15 g getrocknete Ampferwurzeln
7 g getrocknete Pfefferminzblätter

Gib die abgewogenen Kräuter in einen gläsernen Saftkrug, der 2 l Flüssigkeit faßt. Gieße den Krug mit kochendem Wasser randvoll, und verschließe ihn sorgfältig. Laß die Kräuter mindestens acht Stunden ziehen. Diese Mischung enthält drei ausgezeichnete Eisenlieferanten, und zwar Brennessel, Petersilie und Ampfer. Die Petersilie liefert außerdem Folsäure und der Beinwell Vitamin B 12. Alle diese Blätter enthalten Vitamin C, welches die Eisenresorption erleichtert. Die Minze sorgt für den guten Geschmack. Trinke dieses Infus jeden Monat eine Woche lang in größeren Mengen, bis zu 4 Tassen täglich.

Johanniskrautöl
Sammle *Hypericum perforatum* im Juni bzw. dann, wenn es voll aufgeblüht ist, und zwar das obere Drittel der Pflanzen. Johanniskraut kannst du leicht erkennen, wenn du ein Blatt gegen den Himmel betrachtest. Du siehst dann die hellen Poren und die dunklen Pünktchen der Öldrüsen. Fülle ein beliebig großes, sauberes und völlig trockenes Glas bis obenhin mit den frischen Stengeln, Blättern und Blüten.
Gieße langsam Olivenöl darauf, bis zum Rand des Gefäßes, und rühre es mit einem Messer oder einem Eßstäbchen um, um Luftblasen zu entfernen. Verschließe es gut, und beschrifte es mit dem Datum. Laß es bei Zimmertemperatur und nicht direkt im Sonnenlicht auf einem Regal oder einer anderen Fläche stehen, die gegen auslaufendes Öl nicht empfindlich ist. Sieh ungefähr einmal in der Woche nach, ob das Öl nicht schimmelt. (Falls sich Schimmel gebildet hat, lies auf Seite 158-160 nach, wie du dein Öl retten kannst.) Gieße das rötliche Öl nach sechs Wochen ab, und presse die Pflanzenteile noch mit der Hand aus, um das restliche Öl daraus zu erhalten. Laß das dekantierte Öl einige Tage stehen, dann setzt sich am Grund des Glases eine dünne Wasserschicht ab. Gieße das Öl ab, und wirf das ölige Wasser weg. Hebe das Öl in einer braunen Flasche an einem kühlen, dunklen Platz auf.
Johanniskrautöl dient in kleinen Mengen zur lokalen Behandlung von Rückenschmerzen, steifem Hals, Ekzemen, Schuppenflechte, Ischiasbeschwerden, Gürtelrose, Frostbeulen und anderen Hautproblemen. Öfter aufgetragen ist es auch ein ausgezeichnetes Sonnenschutzmittel.

Johanniskrauttinktur

Pflücke die Spitzen von *Hypericum perforatum* an einem sonnigen Tag. Gib sie ziemlich dicht gepackt in ein sauberes Glas, und fülle es sofort mit hochprozentigem Wodka auf. Verschließe es, und klebe ein Etikett mit dem Datum darauf. Wenn du es beobachtest, wirst du feststellen, daß der Wodka sich rot färbt. Fülle so viel Wodka nach, wie nötig, damit das Glas immer randvoll ist. Gieße die dunkelrote Tinktur nach sechs Wochen ab, und wirf das Pflanzenmaterial weg. Hebe die Tinktur in einer braunen Flasche, die du sorgfältig beschriftest, in einem kühlen, dunklen Schrank auf. Die übliche Dosis gegen Muskelkrämpfe ist 25 Tropfen nach Bedarf, eine einzelne Gabe reicht sowohl zur Vorbeugung als auch zur Behandlung aus. Wenn du 5 Tropfen Hopfentinktur hinzufügst, kannst du damit normale Kopfschmerzen und Migräne, Neuralgien, Rückenschmerzen, Ischiasbeschwerden, vorübergehende Lähmungserscheinungen und schmerzhafte Schulter- und Nackenverspannungen erfolgreich behandeln.

Löwenzahn auf italienische Art

Pflücke genug Blätter für eine Löwenzahnmahlzeit (oder Löwenzahn und Wegwarteblätter zusammen), und wasche sie sorgfältig. Sammle nicht an Straßenrändern, unter Stromleitungen oder an Orten, wo Unkrautvernichtungsmittel gespritzt wurden. Schneide die Blätter büschelweise in 1,5 cm breite Streifen. Übergieße sie in einem Topf mit kochendem Wasser, so daß sie bedeckt sind, und laß das Wasser auf dem Herd wieder aufkochen. Gieße das Wasser ab, und wiederhole diesen Vorgang ein- oder zweimal. Wenn die Blätter noch nicht gar sind, gib ein wenig kochendes Wasser dazu, und dämpfe sie ein paar Minuten. Lasse sie gut abtropfen, und füge mehrere Eßlöffel Essig, reichlich Olivenöl, etwas Salz oder Tamari, und, wenn du magst, viel gehackten Knoblauch oder Knoblauchpulver hinzu. Rühre das Gemüse gut durch, probiere es, und würze, wenn nötig, nach (wahrscheinlich mußt du mehr Essig zugeben). Das gibt eine pikante, leicht bittere Zugabe zu allen Mahlzeiten, selbst zum Frühstück!

Wehentinktur

15 g getrocknete Schwarze Schlangenwurzel
15 g getrocknete Blauer Hahnenfußwurzel
7 g Ingwer
250 ml hochprozentiger Wodka

Übergieße die getrockneten Kräuter in einem Halbliterglas mit dem Wodka. Verschließe und beschrifte das Glas, und laß es sechs Wochen oder länger stehen. Dekantiere die Tinktur, indem du das Ganze durch einen Entsafter oder eine Salatschleuder laufen läßt. Wenn du keines dieser Geräte zur Verfügung hast, kannst du die Mischung auf ein Baumwolltuch geben und es mit der Hand auswringen. Bewahre die Tinktur an einem kühlen, dunklen Ort in einer gut beschrifteten braunen Glasflasche auf.
Blauer Hahnenfuß regt die Gebärmutter zum Kontrahieren an und steigert die Intensität der Kontraktionen. Schwarze Schlangenwurzel bewirkt kräftige, gut koordinierte Kontraktionen. Ingwer konzentriert Energie im Beckenraum und sorgt so dafür, daß der Gebärmutter mehr Energie zur Verfügung steht.
Diese Tinktur kannst du benutzen, um Wehen auszulösen oder wieder in Gang zu bringen, Kontraktionen zu verstärken und Erschöpfungszuständen während der Geburt zu begegnen. Sie fördert die Ausstoßung der Plazenta und hilft, Blutungen unter Kontrolle zu bekommen.
Die übliche Dosis ist 10 Tropfen unter die Zunge.

Mittel gegen Nachblutungen
Als praktizierende Hebamme lohnt es sich für dich, im Mai einen Ausflug aufs Land zu machen, um deine eigene vollwertige Tinktur gegen Blutungen herzustellen. Wenn du keine Zeit hast oder die Kräuter dafür nicht findest, mach die Tinktur aus gekauften oder von FreundInnen für dich gesammelten und getrockneten Pflanzen.

Tinktur gegen Blutungen I
1 Teil frische (oder 1/4 Teil getrocknete) Blauer Hahnenfußwurzeln
1 Teil frisches Hirtentäschelkraut (Blätter, Blüten, Stengel und Samen)
1 Teil frische Herzgespannblätter (mit Stengeln)
hochprozentiger Wodka oder Äthylalkohol

Suche an einem klaren Frühlingstag in einem pflanzenreichen Wald nach den »blauen« Blättern des Blauen Hahnenfußes. Sammle mit Respekt und das Gleichgewicht der Natur bewahrend bis zu einem Drittel der dünnen Wurzeln. Dann suche in einem Garten oder auf einem Scheunenvorplatz Hirtentäschelkraut, schneide die Hälfte der Stengel des blühenden und auch schon samenbildenden Krautes, und bedanke dich. Schau in der Nähe nach den ahornähnlichen jungen Blätter und den viereckigen Stengeln von Herzgespann. Spüre den Segen, und segne sie, während du einige Pflanzen abschneidest.

Zerkleinere die Pflanzen grob, und fülle ein Glas damit randvoll. Bedecke sie vollständig mit Wodka oder Äthylalkohol. Verschließe das Glas, schreibe Datum und Inhalt darauf und dekantiere die Tinktur nach sechs Wochen.
Der Blaue Hahnenfuß fördert die Freisetzung von Oxytocin und bewirkt, daß die Gebärmutter sich zusammenzieht. Das Hirtentäschelkraut ist ein schnell wirkendes Hämostaticum und ein Vasokonstriktor; außerdem bringt es auch die Gebärmutter zum Kontrahieren. Herzgespann fügt seine beruhigenden Eigenschaften hinzu, hilft dadurch, Schocks vorzubeugen und wirkt schmerzlindernd.
Die übliche Dosis ist eine Pipette voll (ca. 25 Tropfen) unter die Zunge, wenn nötig nach einer Minute nochmal.

Tinktur gegen Blutungen II
30 g getrocknete Blauer Hahnenfußwurzel
30 g getrocknete Zaubernußrinde
15 g getrockneter Baldrian
375 ml hochprozentiger Wodka

Übergieße die Kräuter in eimem Halbliterglas mit dem Wodka, verschließe und beschrifte das Glas. Laß es mindestens sechs Wochen bei Zimmertemperatur stehen. Dann dekantiere die Tinktur, und gib das nasse Pflanzenmaterial in einen Entsafter, um die restliche Flüssigkeit herauszuziehen. Bewahre die Tinktur an einem kühlen Platz ohne direktes Sonnenlicht in einer braunen Glasflasche auf, die du genau beschriftet hast.
Blauer Hahnenfuß regt die Gebärmutter dazu an, zu kontrahieren und sich schnell zusammenzuziehen. Zaubernuß ist eines der schnellsten und wirksamsten Hämostatica, die es gibt. Baldrian lindert Krämpfe, Schmerzen und Anspannung.
Die übliche Dosis ist zwei Pipetten voll (etwa 50 Tropfen) unter die Zunge. Sie kann, wenn nötig, nach einer Minute nochmals gegeben werden und bei Bedarf noch einmal zehn Minuten später.

Mittel gegen Nachgeburtsschmerzen
30 g getrockneter Amerikanischer oder Europäischer Schneeball (Wurzelrinde)
15 g getrocknete Blauer Hahnenfußwurzeln
7 g getrocknete Hopfenblüten

Laß die Kräuter in 1 l kochendem Wasser in einem gut verschlossenen Gefäß acht Stunden ziehen. Seihe das Infus ab, und bewahre es im Kühlschrank auf. Schneeball wirkt spezifisch gegen Schmerzen durch Gebärmutterkontraktionen nach einer Geburt oder bei der Menstruation.
Blauer Hahnenfuß unterstützt die Gebärmutter bei der Rückkehr zu ihrer normalen Größe und verringert dadurch die Schmerzen. Hopfen wirkt schlaffördernd, milchbildend und schmerzstillend.
Erhitze das schmerzlindernde und schlaffördernde Infus wieder, und trinke es in kleinen Mengen über den Tag verteilt oder nach Bedarf. (Es schmeckt besser mit ein bißchen Salz darin.)

Tee gegen Depressionen nach der Geburt
15 g kleingeschnittene, getrocknete Süßholzwurzel
30 g getrocknete, zerkrümelte Himbeerblätter
30 g fein geschnittene Rosmarinblätter (getrocknet)
30 g getrocknete, zerkrümelte Hopfenblüten

Vermische die Kräuter gründlich miteinander. Nimm zur Zubereitung dieses interessant schmeckenden Tees jeweils 2 Teelöffel Kräuter auf 1 Tasse kochendes Wasser.
Süßholz fördert das Gleichgewicht im Hormonsystem und wirkt stimmungsaufhellend. Himbeerblätter tonisieren Gebärmutter und Eierstöcke, liefern Kalzium und lassen das Leben einfacher erscheinen. Rosmarin steigert die Milchproduktion, enthält auch Kalzium, stärkt die Leber und ist bei Weisen Frauen ein bevorzugtes Mittel gegen Depressionen. Hopfen ist auch ein Kalziumlieferant und wirkt wunderbar nervenstärkend und beruhigend. Bei langfristiger Anwendung bewirkt er emotionale Ausgeglichenheit.
Die übliche Dosis ist mehrere Wochen bis zwei Monate lang täglich 2 Tassen oder mehr.

Stillgetränk
30 g getrocknete Mariendistel, Benediktenkraut oder Boretschblätter
30 g getrocknete Himbeer- oder Brennesselblätter
1 Teelöffel eines dieser Samen: Anis, Fenchel, Kümmel, Koriander, Dill, Kreuzkümmel

Gib die Blätter in ein Zweilitergefäß, und fülle es mit kochendem Wasser auf. Verschließe es dicht, und laß es über Nacht stehen. Seihe das Infus ab, und hebe es im Kühlschrank auf, bis du es brauchst. Wenn du dich aufs Stillen vorbereitest, erhitzt du 1 Tasse des Infuses, bis es fast kocht. Gieße es über einen Teelöffelvoll irgendeines der aromatischen Kräutersamen. Laß es fünf Minuten ziehen und abkühlen, bevor du es trinkst. Benediktenkraut, Mariendistel oder Boretsch regen die Milchbildung an und helfen, einer erschöpften Mutter neue Lebenskraft zu geben. Himbeer- und Brennesselblätter liefern Vitamine und Mineralstoffe, besonders Kalzium, die für die Milchproduktion notwendig sind. Die aromatischen Samen wirken milchbildend und stärken das Verdauungssystem. Ihre Wirkung überträgt sich durch die Muttermilch auch auf das Kind und sie mindern so Koliken und andere Verdauungsbeschwerden. Dieses Getränk kann in großen Mengen getrunken werden, wenn du willst bis zu 2 l täglich.

Echinaceatinktur
30 g getrocknete Wurzel von *Echinacea augustifolia* oder: 120 g frische *Echinacea*wurzeln (jeder beliebigen Spezies)
150 ml hochprozentiger Wodka oder anderer Alkohol

Kaue ein Stück *Echinacea*wurzel; wenn sie wirksam ist, ruft sie auf der Zunge ein kribbelndes, taubes Gefühl hervor.
Gib die Wurzeln mit dem Wodka in ein Halbliterglas. Nimm genug Alkohol, um sie vollständig zu bedecken. Verschließe und beschrifte das Glas. Laß es bei Zimmertemperatur außerhalb direkter Sonnenbestrahlung sechs Wochen stehen. Dann gieße die Tinktur ab, und fülle sie in eine braune Glasflasche. Die restliche Tinktur in den Wurzeln gewinnst du durch Auspressen oder Schleudern. Beschrifte die Flasche und bewahre sie kühl und dunkel auf.
Ich habe *Echinacea* tinktur einmal mit einem französischen Himbeerlikör hergestellt. Meine Familie und FreundInnen fanden sie so köstlich, daß sie sie als Aperitif tranken. Ein irischer Freund verwendet Jamison's Whiskey. Wenn die Spirituosen, die du nimmst, weniger als 50 Prozent Alkohol enthalten, passe die Dosierung an und erhöhe sie um 10 Prozent.
Nimm vorbeugend zwei- bis dreimal täglich 5 bis 15 Tropfen oder zur Behandlung drei- bis viermal täglich bis zu 2 Tropfen pro kg Körpergewicht.

Wegerichsalbe
Pflücke die Blätter von *Plantago major* oder *Plantago lanceolata*, wenn sie kräftig und grün sind. Schneide sie in Streifen und fülle sie lose in ein sauberes, ganz trockenes Glas. Gieße es randvoll mit Olivenöl auf, und entferne Luftblasen durch Umrühren mit einem Messer oder einem

Eßstäbchen. Beschrifte es, und verschließe es fest. Laß es auf einer nicht gegen Öl empfindlichen Oberfläche außerhalb direkten Sonnenlichtes stehen.
Gieße das Öl nach sechs Wochen ab, und presse das restliche Öl aus den Blättern aus. Reibe auf jeweils 30 g Öl 1 Eßlöffel Bienenwachs. Erwärme unter ständigem Rühren das Öl mit dem Wachs, bis es schmilzt; das dauert meistens höchstens eine Minute. Gieße die Flüssigkeit in kleine Gläser mit weiter Öffnung (eine gute Rechtfertigung dafür, eingelegte Artischockenherzen zu kaufen), und stelle sie kalt.
Trage diese Salbe bei Windelekzemen, Insektenstichen, kleineren Wunden und Juckreiz aller Art großzügig auf. Sie wirkt heilend, schmerzlindernd und blutstillend und nimmt den Juckreiz.

Worterklärungen

Adstringens — Mittel, das gewebestraffend oder zusammenziehend wirkt und dadurch die Absonderung von Sekreten vermindert.

Affirmation — »Bejahung, Bekräftigung«, positiver Satz, der meistens im Geist oder laut wiederholt wird, um die Aussage dieses Satzes Wirklichkeit werden zu lassen (oder als solche zu erkennen). Beispiel: »Ich bin ruhig und entspannt.«

Alkaloide — alkalische organische Stoffe in Pflanzen. Der menschliche Körper behandelt sie meistens wie Gifte.

Allopathie (Adj.: allopathisch) — Tradition des Heilens, die zur Bekämpfung von Symptomen chemisch hergestellte Medikamente und chirurgische Verfahren einsetzt.

Antazida — Mittel, die bei zu starker Säureproduktion die Säure im Magen neutralisieren.

Antihistaminika — Mittel, die die Wirkung des körpereigenen Stoffes Histamin aufheben. Sie werden unter anderem zur Behandlung von Allergien und Magengeschwüren und in juckreizstillenden Salben verwendet.

Bilirubin — Stoff, der beim Abbau von alten oder überzähligen roten (»rubin«) Blutkörperchen in der Leber (»bili«) entsteht.

Carminativum — Mittel, das Gase im Darm bindet oder austreibt (von »carmen« — singen).

Curandera — Heilerin, Weise Frau, Pflanzenheilkundige oder Geistheilerin in Mexiko, Südamerika oder den südwestlichen Staaten der USA.

dekantieren — vorsichtig von einem Gefäß in ein anderes umgießen; eine fertige Tinktur so abgießen, daß das Pflanzenmaterial zurückbleibt.

Deva — Pflanzengeist, Engel, himmlisches Wesen.

Diureticum — Mittcl, das dic Harnsckrction und -ausschcidung anrcgt. Diuretika können unter Umständen die Nieren belasten oder zu Mineralstoffverlusten führen.

Elektrolyte — Säuren und Basen (Salze), die in wässrigen Lösungen in Ionen (geladene Teilchen) zerfallen und so die Leitung elektrischer Ströme ermöglichen. Dies ist im Körper ein lebenswichtiger Vorgang.

Emmenagogum — Mittel, das die Menstruation reguliert, erleichtert oder Blutungen auslöst.

Endometrium — die innere Auskleidung (Schleimhaut) der Gebärmutter, die bei der Menstruation ausgeschieden wird, oder aber, wenn ein befruchtetes Ei sich darin einnistet, erhalten bleibt.

Endorphin — ein vom Körper selbst produzierter, schmerzstillender Stoff.

Episiotomie — Dammschnitt, ein Einschnitt in Haut und Muskulatur des Dammes. »Die Episiotomie ist der häufigste chirurgische Eingriff bei der Geburtshilfe in der westlichen Welt und eine der stärksten und drastischsten Formen, in denen die Körper von Frauen in Besitz genommen werden; die einzige Operation, die am Körper einer gesunden Frau ohne ihre Zustimmung durchgeführt wird.« (Sheila Kitzinger)

Galaktagogum — Mittel, das die Milchabsonderung fördert

Gameten — reife Keimzellen, durch deren Verbindung miteinander ein neues, einzigartiges Lebewesen entstehen kann.

Geburtsreife — ist ein bestimmter Zustand der Gebärmutter kurz vor der Geburt, erkennbar u. a. daran, daß der Muttermund dünn und weich ist.

Hämostaticum — Mittel, das Blutungen (»hämo«) stillt (»static«).

Homöopathie — ein Heilverfahren, das auf der Grundannahme »Gleiches heilt Gleiches« beruht. In den homöopathischen Heilmitteln, die durch Potenzierung (»Verdünnung«) und Dynamisierung (»Verschütteln«) hergestellt werden, kommt die kraftvolle Energie von Pflanzen und anderen Substanzen zur Wirkung.

Implantation — Einnisten eines befruchteten Eis in die Gebärmutter.

Kambium — die weiche Schicht zwischen Holz und Rinde der Stämme und Wurzeln von Pflanzen; diese ist die Wachstumszone.

Konjunktivitis — Bindehautentzündung.

kontraindiziert — aus bestimmten Gründen kann eine an sich übliche therapeutische Maßnahme nicht angewandt werden.

kumulativ — »anwachsend, sich steigernd«, d.h., die Wirkung eines Stoffes oder Mittels intensiviert sich bei fortgesetzter Anwendung.

Lochia, Lochien — Wochenfluß, der normale Ausfluß aus der Gebärmutter und Vagina nach einer Geburt.

Mastitis — Brustdrüsenentzündung

Moxibustion — traditionelles chinesisches Heilverfahren, bei dem Kegel oder »Zigarren« aus getrocknetem Beifuß auf oder über Akupunkturpunkten am Körper verbrannt werden.

Muttermund — die Öffnung der Gebärmutter im Gebärmutterhals.

Ödem — anormale Flüssigkeitsansammlung im Bindegewebe oder in Körperhöhlen.

Oxytocin — Hormon, das die Kontraktionskraft der Gebärmuttermuskulatur steigert und die Freisetzung von Prostaglandinen bewirkt. Es regt dadurch den Geburtsvorgang an und erleichtert ihn.

Perineum — Damm, der Bereich zwischen Vagina und After.

Plazentaretention — Zurückbleiben der Plazenta in der Gebärmutter nach der Geburt.

Präeklampsie — Schwangerschaftskomplikation, die mit den Symptomen Bluthochdruck, Eiweißausscheidung im Urin und Ödemen nach der zwanzigsten Schwangerschaftswoche auftritt.

Purgans/Purgativum — Abführmittel, das den Darm sehr stark anregt und heftige, krampfartige Schmerzen hervorrufen kann.

relatives Mißverhältnis — der Schädel des ausgewachsenen Kindes ist zu groß, um das Becken passieren zu können. Eine äußerst gefährliche Situation, die häufig zum Kaiserschnitt führt, aber seltener eintritt, als sie befürchtet wird.

Rigidität des Muttermundes — Unnachgiebigkeit des Muttermundes, der sich nicht öffnet und so den Geburtsvorgang verzögert.

Schock — Versagen des Kreislaufapparates, der nicht mehr alle Teile des Körpers ausreichend mit Blut versorgen kann. Blutverluste und sehr starke Schmerzen können zum Schock führen.

Symbiose — eine vorteilhafte Verbindung (Lebensgemeinschaft) verschiedener Lebewesen, die beiden nützt.

synergistisch — zusammenwirkend, d.h., jede Pflanze (jeder Stoff) steigert die Wirksamkeit der (des) anderen.

Teratogene — Stoffe oder Mittel, die beim ungeborenen Kind Schäden/Mißbildungen hervorrufen.

Tonikum — »Stärkungsmittel«

tonisieren — stärken, aufbauen und dadurch die Funktion verbessern; bei Muskeln: die Muskelspannung erhöhen.

Uterus — Gebärmutter.

Varizen — erweiterte, geschlängelte Venen (Krampfadern)

Vasodilator — Mittel, das die Blutgefäße erweitert und dadurch den Blutdruck senkt.

Vasokonstriktor — Mittel, das die Blutgefäße verengt und dadurch den Blutdruck erhöht.

Visualisationen — bildhafte Vorstellungen, mittels derer ein bestimmtes Ziel (zum Beispiel: Senkung des Blutdrucks) erreicht werden soll.

Wurzelchakra — das Zentrum (chakra) der sexuellen Energie und der Fortpflanzung; entspricht dem Genitalbereich.

Zervix — Gebärmutterhals.

Literaturhinweise

Schwangerschaft, Geburt und die ersten Monate nach der Geburt

Adam, Michael, Renate Daimler, Volker Korbei. Kinderkriegen. Schwangerschaft, Geburt und Stillen ohne Angst und Zwang. Kiepenheuer & Witsch 1986.

Adloff, Beatrice. Zwischen sanfter und programmierter Geburt. Rowohlt 1984.

Arbeitskreis Kunstfehler in der Geburtshilfe e.V. Wie kann ich mein Kind bei der Geburt schützen? Selbstverlag 1982.

Bittner, Ulrike/Jäckle, Renate/Scholz Christine. Unter Umständen. Über den Umgang mit Medikamenten in der Schwangerschaft. Kiepenheuer & Witsch 1984.

Dick-Read, Grantly. Mutter werden ohne Schmerz. Die natürliche Geburt. Hoffmann und Campe 1977.

Ehrenreich, Barbara/English, Deidre. Hexen, Hebammen und Krankenschwestern. Verlag Frauenoffensive 1977.

Ewert, Christiane/Karten, Gabriele/Schultz, Dagmar. Hexengeflüster. Frauen greifen zur Selbsthilfe. Orlanda Frauenverlag 1976.

Ewy, Donna/Ewy, Roger. Die Lamaze-Methode. Der Weg zu einem positiven Geburtserlebnis. Goldmann 1980.

Flanagan, Geraldine Lux. Die ersten neun Monate des Lebens. Rowohlt 1980.

Föderation der Frauengesundheitszentren USA (Hg.). Frauenkörper — neu gesehen. Orlanda Frauenverlag 1986.

Gaskin, Ina May. Praktische Hebammen. Handbuch der natürlichen Geburt. Papyrus Verlag 1988.

Gawain, Shakti. Stell dir vor. Kreativ visualisieren. Rowohlt 1986.

Grof, Stanislav. Geburt, Tod und Transzendenz. Kösel 1985.

Hauffe, Ulrike/Köster-Schlutz, Marlies. Gibt es natürliche Gebärhaltungen und welche Bedeutung haben sie für das Geburtserleben? Selbstverlag 1986.

Kitzinger, Sheila. Alles über das Stillen. Kösel 1987.

Kitzinger, Sheila. Bereit zur Geburt. Das Übungsprogramm mit Tonkassette. Kösel 1986.

Kitzinger, Sheila. Die natürliche Alternative. Warum Hausgeburt? dtv 1988.

Kitzinger, Sheila. Frauen als Mütter. Geburt und Mutterschaft in verschiedenen Kulturen. dtv 1983.

Kitzinger, Sheila. Natürliche Geburt. Ein Buch für Mütter und Väter. Kösel 1981.

Kitzinger, Sheila. Schwangerschaft und Geburt. Das umfassende Handbuch für junge Eltern. Kösel 1980.

Kitzinger, Sheila. Wie soll mein Kind geboren werden? Ein Ratgeber für Schwangere. Kösel 1986.

Kleinebrecht, Jürgen/Franz, Jürgen/Windorfer, A. Arzneimittel in der Schwangerschaft und Stillzeit. Wissenschaftliche Verlagsgesellschaft 1986.

Leboyer, Frédérick. Das Fest der Geburt. Kösel 1982.

Leboyer, Frédérick. Die Kunst zu Atmen. Kösel 1983

Leboyer, Frédérick. Geburt ohne Gewalt. Kösel 1981.

Leboyer, Frédérick. Weg des Lichts. Yoga für Schwangere. Rowohlt 1984.

Levine, Stephen. Who dies. Doubleday 1982.

Lothrop, Hanny. Das Stillbuch. Kösel 1988.

Michels, Ranne/Kippe Rainer. Guter Hoffnung. Wie wir die Angst vorm Kinderkriegen überwanden. Kiepenheuer & Witsch 1980.

Mitchell, Ingrid. Wir bekommen ein Baby. Ein praktisches Kursprogramm für Übungen zu Hause während der Schwangerschaft. Rowohlt 1971.

Montagu, Ashley. Körperkontakt. Die Bedeutung der Haut für die Entwicklung des Menschen. Klett 1974.

Nilsson, Lennart. Ein Kind entsteht. Bilddokumentation über die Entwicklung des Lebens im Mutterleib. Mosaik 1981.

Nofziger, Margaret. Natürliche Geburtenkontrolle. Eine kooperative Methode. Irisiana/Hugendubel 1986.

Odent, Michael. Die sanfte Geburt. Die Leboyer-Methode in der Praxis. Kösel 1981.

Odent, Michael. Die Geburt des Menschen. Für eine ökologische Wende in der Geburtshilfe. Kösel 1980.

Odent, Michael. Erfahrungen mit der sanften Geburt. Mit einer Einleitung von Sheila Kitzinger. Kösel 1986.

Schreiber, Marion (Hrsg.). Die schöne Geburt. Protest gegen die Technik im Kreißsaal. Rowohlt 1981.

Schwartz, Leni. Mit Liebe erwartet. Wir und unser Baby vor der Geburt. Kösel 1985.

Seck-Agthe, Monika/Maiwurm, Bärbel. Neun Monate. Der einzig legitime Grund, ein Kind zu bekommen, ist die Freude am eigenen Leben. Weismann Frauenbuchverlag 1981.

The Boston Women's Health Book Collective. Unser Körper, unser Leben. Ein Handbuch von Frauen für Frauen. Rowohlt 1980.

Verny, Thomas/Kelly, John. Das Seelenleben des Ungeborenen. Wie Mütter und Väter schon vor der Geburt Persönlichkeit und Glück ihres Kindes fördern können. Ullstein 1983.

Voget, Hanne. Schwanger. Berliner Adressen, Informationen und Berichte. Verlag in der UFA-Fabrik 1987 (Viktoriastr. 13-18, 1000 Berlin 42).

Vogt-Hägerbäumer, Barbara. Schwangerschaft ist eine Erfahrung, die die Frau, den Mann und die Gesellschaft angeht. Rowohlt 1977.

Wellburn, Vivian. Die Krise nach der Geburt. Bastei Lübbe 1981.

Westhoff, Justin. Das Risiko geboren zu werden. Chancen und Grenzen der Perinatalmedizin. Kiepenheuer & Witsch 1980.

Zimmer, Katharina. Das Leben vor dem Leben. Die seelische und körperliche Entwicklung im Mutterleib. Kösel 1984.

Kinder, Mütter, Väter

Barber, Virginia/Maquire Skaggs, Merril. Die Mutter. Erfahrungen und Vorschläge für ein besseres Selbstverständnis. Rowohlt 1980.

Brazelton, T. Berry. Babys erstes Lebensjahr. Unterschiede in der geistigen und körperlichen Entwicklung. dtv 1980.

Bronnen, Barbara. Mütter ohne Männer. Gespräche und Informationen über eine neue Lebensform. Rowohlt 1980.

Bullinger, Hermann. Wenn Männer Väter werden. Schwangerschaft, Geburt und die Zeit danach im Erleben von Männern. Rowohlt 1983.

Bullinger, Hermann. Wenn Paare Eltrn Werden. Rowohlt 1986.

Chesler, Phyllis. Mutter werden. Die Geschichte einer Verwandlung. Rowohlt 1980.

Doormann, Lottemi. Babys wachsen gemeinsam auf. Mütter entlasten sich selbst und helfen ihren Kindern. Rowohlt 1981.

Erler, G./Jaeckel, M./Sass, J. Mütter zwischen Beruf und Familie. Juventa.

Gesundheitsläden Bremen und Verden (AK Pharma). Kranke Kinder — Kinderkrankheiten. Ratschläge für Große mit Kleinen. Selbstverlag 1985.
Heindl, Tina. Das Baby Massage Buch. Wachsen durch Berühren. Jungfermann 1983.
Hopf, Hans H. Unser krankes Kind. Besser verstehen — einfühlsamer helfen. Rowohlt 1982.
Illingworth. Leitsymptome der Kinderkrankheiten. Hyppokrates 1981.
Kitzinger, Sheila. Frauen als Mütter. Mutterschaft in verschiedenen Kulturen. Kösel 1980.
Klaus, Michael. Nachwehen, Suhrkamp 1982.
Leboyer, Frédérick. Sanfte Hände. Die traditionelle Kunst der indischen Babymassage. Kösel 1983
Matthes-Martin, Susanne/Martin, Hans-Peter. Wenn Kinder krank werden. Vom Umgang mit Krankheiten, Unfällen und Medikamenten. Kiepenheuer & Witsch 1986.
Rich, Adrienne. Von Frauen geboren. Mutterschaft als Erfahrung und Institution. Verlag Frauenoffensive 1979.
Schultz, Hans-Jürgen (Hrsg.). Vatersein. dtv 1984.
Sichtermann, Barbara. Leben mit einem Neugeborenen. Ein Buch über das erste halbe Jahr. Fischer 1989.
Sichtermann, Barbara. Vorsicht, Kind! Eine Arbeitsplatzbeschreibung für Mütter, Väter und andere. Wagenbach 1982.
The Boston Women's Health Book Collective. Unsere Kinder — unser Leben. Ein Handbuch von Eltern für Eltern. Rowohlt 1981.
Werner, Thomas. Mächtigerziehen. Herrschaftsfreie Erziehung vor, während und nach der Geburt. Bleiwüste Kollektiv 1985.

Biologische Heilverfahren, Yoga, Ernährung
Aichele, Dietmar. Was blüht denn da? Wildwachsende Pflanzen Mitteleuropas. Kosmos Naturführer 1980.
Boericke, William. Homöopathische Mittel und ihre Wirkungen. Materia Medica. Grundlagen und Praxis Verlag 1986.
Bolesta-Hahn, Verena. Yoga für Schwangere. Der Weg zur sanften Geburt. Falken-Verlag 1987.
Deutsche Homöopathische Union (DHU). Der andere Weg. Gesund durch Homöopathie. (DHU, 7500 Karlsruhe, Postfach 4102).
Fischer, Susanne. Medizin der Erde. Legenden, Mythen, Heilanwendung und Betrachtung unserer Heilpflanzen. Hugendubel 1984.
Katalyse. Institut für angewandte Umweltforschung. Kinderernährung. Kiepenheuer & Witsch 1987 (enthält ein Kapitel über Ernährung für schwangere Frauen).
Leboyer, Frédérick. Yoga für Schwangere. Kösel 1980.
Paavo, Airola. Natürlich gesund. Ein praktisches Handbuch biologischer Heilmethoden. Papyrus/VVA 1984.
Pahlo, Manfred. Das große Buch der Heilpflanzen. Gräfe und Unzer 1985.
Schmeil, Otto und Jost Fitschen. Flora von Deutschland und den angrenzenden Gebieten. Quelle & Meyer 1988.
Tarn Taran Kar Khasha. Yoga für werdende Eltern. Papyrus Verlag 1986 (ausführliche Tips für Ernährung).
Tisserand, Meggie. Die Geheimnisse wohlriechender Essenzen. Edition Schangrila 1987 (enthält ein Kapitel für Schwangerschaft und die Zeit nach der Geburt).
Vithoulkas, Georgos. Medizin der Zukunft. Georg Wenderoth Verlag 1979.

Kritische Literatur über Frauenärzte und Schulmedizin

Amendt, Gerhard. Die bevormundete Frau oder Die Macht der Frauenärzte. Fischer 1982.

Mendelsohn, Robert S. Männermacht Medizin. Wie Ärzte die Frauen beherrschen. Maja-hiva Paperback 1989.

Rothman, Barbara Katz. Schwangerschaft auf Abruf. Vorgeburtliche Diagnose und die Zukunft der Mutterschaft. Metropolis Verlag 1989.

Kontaktadressen

Arbeitsgemeinschaft Freiberuflicher Geburtsvorbereiterinnen, Frankensteiner Straße 58, 64297 Darmstadt, Telefon: 06151 – 59 53 75

Arbeitsgruppe Freier Stillgruppen, Zieblaustraße 14, 97209 Veitshöchheim, Telefon: 0931 – 953 80

Arbeitskreis Kunstfehler in der Geburtshilfe, Bremer Straße 19, 44135 Dortmund, Telefon: 0231 – 52 58 72

Beratungsstelle für Geburt und Eltern-sein, 72074 Tübingen- Lustnau, Telefon: 07071 – 839 27

Beratungsstelle für natürliche Geburt, Speyererstraße 3, 80804 München

Beratungsstelle für natürliche Geburt, Rosensteingasse 82, A-1170 Wien, Telefon: 0222 – 45 91 24 (Zweigstelle München)

Berliner Hebammenverband e.V., Telefon: 030 – 693 11 07

Bund freiberuflicher Hebammen, Berlin, Telefon: 030 – 216 46 68

Feministisches Frauengesundheitszentrum Berlin e.V., Bamberger Straße 51, 10777 Berlin, Telefon: 030 – 213 95 97

Feministisches Frauengesundheitszentrum e.V., Hamburger Allee 45, 60486 Frankfurt/M., Telefon: 069 – 70 12 18

Geburtshaus für eine selbstbestimmte Geburt e.V., Klausener Platz 19, 14059 Berlin, Telefon: 030 – 325 68 09

Gesellschaft für Geburtsvorbereitung, Dellestraße 5, 40627 Düsseldorf, Telefon: 0211 – 25 26 07

Kontakt- und Beratungstelle des Geburtshauses e.V., Gardes-du-Corps-Straße 4, 14059 Berlin, Telefon: 030 – 322 30 71

Lucinia. Verein für elternorientierte Geburtshilfe, Hölzelweg 2, 70191 Stuttgart, Telefon: 0711 – 73 32 04

Stillgruppe, Kulturhaus Spandau, Breite Straße 71a, 13597 Berlin, Telefon: 030 – 331 66 49 (Weitere Stillgruppen können in der Kontakt-und Beratungstelle des Geburtshauses e.V. in Berlin erfragt werden.)

Zentrum für Geburtsvorbereitung und Elternschaft e.V., Hertinger Straße 47, 59423 Unna, Tel.: 02303 – 126 30

Stichwortverzeichnis